U0305374

爱健康 | 爱生活　凤凰含章　Phoenix-HanZhang

防癌抗癌
这样吃就对了

生活新实用编辑部　编著

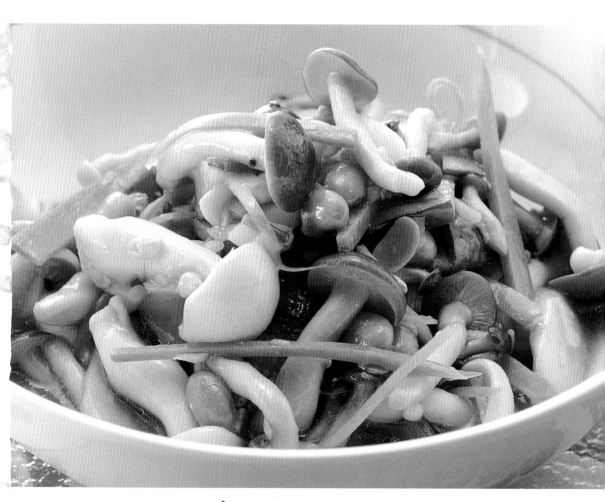

江苏凤凰科学技术出版社·南京

图书在版编目（CIP）数据

防癌抗癌这样吃就对了 / 生活新实用编辑部编著
. —南京：江苏凤凰科学技术出版社, 2024.2
（含章. 食在好健康系列）
ISBN 978-7-5713-3728-5

Ⅰ. ①防… Ⅱ. ①生… Ⅲ. ①癌 - 食物疗法 Ⅳ.
①R247.1

中国国家版本馆CIP数据核字（2023）第162330号

含章·食在好健康系列

防癌抗癌这样吃就对了

编　　　著	生活新实用编辑部
责 任 编 辑	汤景清
责 任 校 对	仲　敏
责 任 监 制	方　晨
出 版 发 行	江苏凤凰科学技术出版社
出版社地址	南京市湖南路 1 号 A 楼，邮编：210009
出版社网址	http://www.pspress.cn
印　　　刷	天津丰富彩艺印刷有限公司
开　　　本	718 mm × 1 000 mm　1/16
印　　　张	14.5
插　　　页	4
字　　　数	320 000
版　　　次	2024年2月第1版
印　　　次	2024年2月第1次印刷
标 准 书 号	ISBN 978-7-5713-3728-5
定　　　价	56.00元

前　言

防癌行动，从饮食出发!

癌症已成为严重威胁人类健康的公共卫生问题之一。2021年2月，世界卫生组织（WHO）的癌症专家安德烈·伊尔巴维表示，2020年，全球有1930万人确诊癌症，1000万人死于癌症。目前，全球约1/5的人会在一生中罹患癌症。乳腺癌已成为全球发病人数最多的癌症，在新增癌症人数中占11.7%，其次是肺癌、结直肠癌。此外，每年约有40万名儿童确诊癌症。

三成以上的癌症是可预防的

虽然癌症的发病率相当高，但是世界卫生组织的研究报告显示，全世界每年诊断出1000万个癌症病例，其中1/3是能事先预防的，另外1/3则能经早期发现而治愈。

因此要避免癌症侵袭，不应只依赖治疗导向的抗癌策略，而应该提早从预防着手，并且提高警觉，如此才能有效降低癌症的发病率和死亡率。

饮食是防癌的关键

近年来，人们的饮食习惯逐渐改变，有过量饮食的问题，尤其是油脂类。油脂在体内经代谢后，产生的有毒物质可能引发大肠黏膜病变，也就是说，脂肪酸代谢产物是导致大肠癌的危险因子。而大家普遍摄取蔬果不足，有毒的代谢产物无法及时排出体外，导致大肠癌发病率逐渐升高。

本书提供许多抗癌的食物和相关的组合，让您能在众多食物中，善用食物的抗癌特性，做出好吃又健康的菜肴。

究竟要如何吃才能较好地防癌? 这是一个没有标准答案的问题，但是有一些比较适当的选择或是可以遵循的原则。

1/3 的癌症始于饮食习惯

国内外多年来的研究表明，在众多致癌的外来因素之中，吸烟约占 1/3，饮食习惯其实也占了 1/3。这让人不得不重新审视自己的每日菜单，究竟吃得健康不健康?

食物中的热量、盐、糖、脂肪、膳食纤维、维生素、食品添加剂及种种抗氧化物质，都与癌症的发生有关。公共卫生研究也证明这些成分对不同的癌症有不同程度的影响。

经常看见媒体报道，宣传哪些食物能吃，哪些食物不能吃，也常听说某种食物吃多了会致癌。在这些大量信息的冲击影响下，大家深陷信息丛林中，无法做出适当判断。

低脂高纤饮食最健康

防癌饮食最重要的一步，就是要避免接触可能的致癌物质。少吃高脂肪类食物，多吃富含膳食纤维的蔬菜水果，通过加速人体排泄致癌物质来达到防癌目的。

这些方法听起来很简单，但付诸行动却很难。基于以上原因，我们编写了《防癌抗癌这样吃就对了》。本书中搜集了 10 大类、90 多种随处可见的具有防癌功效的食材，对每种食材的营养成分、防癌原理、食用功效、食用方法、饮食宜忌等进行了详细的介绍；并在此基础上针对每种食材提供了简单的食谱，由专业的营养师分析菜肴的防癌作用及菜肴的营养价值。可以说，这是一本实用性很强的生活类书籍。

通过阅读本书，您可以清楚地了解并轻松地挑选出更利于防癌的优质食材，从而烹调出健康的美味佳肴。只有将防癌食谱落实在日常饮食中，才可以大大降低罹患癌症的概率，吃出健康好身体。

目　录

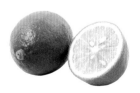

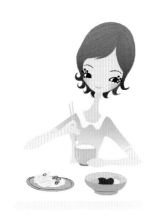

*本书食谱单位换算：

1杯（固体）≈250克　　1杯（液体）≈250毫升

1大匙（固体）≈15克　　1大匙（液体）≈15毫升

1小匙（固体）≈5克　　1小匙（液体）≈5毫升

第一章　防癌知识问答

什么是癌症？

癌症是人体细胞不断变异，进而对身体造成伤害的疾病。

癌症就像是个疯狂杀手，快速夺走一个健康人的生命。那么，癌症究竟是一种什么样的疾病？

癌症是一种基因疾病

人体构造非常精密，细胞生长的大小和顺序、组织器官排列都有一定规范；各器官间的功能配合，有一定规则；一个细胞什么时候该出生，生长到什么时候该停止，分化到什么时候算成熟，也都有一定的限制。

这种细胞和组织生长分化所遵循的固定程序，称为生长法则。

人体细胞的生长发育受到严密的控制，控制运作的源头就是细胞核中染色体上的基因。

有些基因负责控制细胞的生长，也有些基因控制细胞的发育分化和死亡。癌症就是这些控制细胞生长、分化或死亡的基因变异所引起的，因此癌症是一种基因疾病。

意思是说，控制细胞生长周期的基因发生了突变，使得细胞的生长发育失控，结果导致癌症。

癌症是如何形成的？

人体内普遍存在因基因突变造成的变异细胞，但人体免疫机制能自动辨识，并排除变异细胞。然而这种能力有限，如持续受致癌物质侵袭，会对人体正常基因造成巨大影响，免疫功能不再有能力排除变异细胞，导致变异细胞不断累积，进而形成癌症。

正常细胞与异常细胞

分类	正常细胞	异常细胞
生长速度	慢	快
寿命	有限	无限
侵略性	无	有
转移能力	无	有
与其他细胞的接触抑制	与其他细胞互相协调	独立生长不受控制

癌症会传染吗？

癌症不会传染，但癌症患者因免疫力降低而易受感染。

提出这样问题的人，大多数是患者家属，他们以为癌症和传染病一样是会传染的，害怕患者会将癌症传染给他们。

隔离是怕患者受感染

癌症患者本来就有免疫力低下的问题，加上在进行化学治疗或放射治疗后，因白细胞数目过低等原因，有时会发生细菌感染的情形。为保护患者，通常会采取隔离措施，患者和家属都必须戴上口罩，并注意勤洗手等，目的是为了保护患者免于被感染，并非害怕癌细胞传染给正常人。

为何一家人都患癌？

如果癌症不会传染，为何有些家族成员罹患癌症的比例特别高？

有数据显示，就目前可知的某些特定癌症，如乳腺癌、直肠癌等而言，患者亲属相比正常族群有较高的罹患率。简单地说，是某些家族基因的缺陷，使得他们天生拥有部分缺陷的基因，以致更容易诱发癌症。

癌症会发生，是因控制细胞生长与发育的基因受到伤害所致，其中有些基因（原癌基因）的变化会引起癌症，或是可抑制癌症发生的基因（抑癌基因）受到改变而引发癌症。

原癌基因越强，或抑癌基因越弱，越容易引发癌细胞不断地生长。

为何会得癌症？

癌症的成因，目前仍旧是科学家急欲探索、研究的重要课题。现阶段的成因可主要归纳为家族性的遗传（占 10%~20%）或是后天的致癌环境，包括吸烟、环境污染、不良饮食习惯等导致的，其中又以不良饮食习惯的影响最明显。

如何降低患癌的风险？

除了强健身体、保持健康以维持免疫力，还要避免暴露在高致癌风险下。例如，想避免罹患肺癌的可能，至少就应避免吸烟，其中也包括二手烟。嚼食槟榔的人是口腔癌、鼻咽癌或食管癌的高危险人群，应尽快戒掉。

饮食也应特别注意，因为研究发现，饮食中不但有可以致癌的物质，还有可以抑制癌症发生的物质，所以吃对食物，对防癌有积极作用。

癌症会遗传吗？

不一定，只有少数癌症遗传下来的异常基因可以致癌。

我们经常可看到癌症聚集在同一个家族的现象，但是癌症不一定经由遗传而产生，因为癌症的成因复杂，不是单一的先天与后天环境即可解释清楚的。

但癌症的发生确实与基因遗传密切相关，因为生殖细胞上基因的突变，会经由上一代遗传至下一代，使其后代产生癌症的概率远高于一般人。

乳腺癌患者的后代患癌率高

某些类型的癌症受基因遗传的影响比较大，如一般熟知的乳腺癌。若母亲有乳腺癌，其所生女儿罹患乳腺癌的概率为一般人的 2~3 倍，属于乳腺癌的高危险人群。

虽然有些癌症基因会传给下一代，但因每种癌症发生基因变异概率及染色体自体显性或隐性遗传特质的差异，产生的遗传倾向也各有不同。

因此医生建议，如果家族中只有 1 人得癌症，不必过度焦虑。但若有 2~3 人患癌，而且是同一种癌症，就要怀疑是否与基因有关系，例如家族中有很多人罹患直肠癌、乳腺癌、前列腺癌等这几类比较相关的癌症，则更要留意自己的身体变化。

不过近年发现的癌症患者，因遗传造成的患癌比例并不高，而后天体细胞基因变异及环境因子的双重影响，才是发生癌症的主要原因。

癌症和家族遗传的关系

同一家族经常会罹患相同癌症，或某些家族特别容易患癌，确实说明了癌症和遗传的相关性，但是也有以下观念需要厘清。

1 特定癌症的遗传特性较为明显。例如视网膜母细胞瘤、神经纤维瘤等几乎都会引发相关癌症，有些癌症则是有遗传倾向的，如乳腺癌及大肠癌等。

2 遗传只是罹患癌症的因素之一。因为癌症的发生，通常是多个基因突变累积的结果。遗传的因素决定了

遗传下来的突变基因的量或程度，加上后天致癌物质继续累积使基因突变，才会造成癌症。

3 家族习性相似。同一个家族的人，往往因为居住地、生活方式较相近，所以经常接触类似的致癌物质。

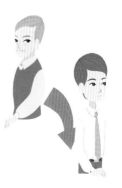

癌症和生活方式有关吗？

生活方式与日后患癌类型及概率息息相关！

一般认为癌症的发生是来自基因突变，以及后天环境中接触的致癌物质的影响。其实，后天的生活习惯对健康的影响更不容忽视。

男女癌症发病率前十位

根据国家癌症中心 2020 年度工作报告，男性癌症发病前十位为肺癌、肝癌、胃癌、结直肠癌、食管癌、前列腺癌、膀胱癌、胰腺癌、淋巴瘤、脑瘤；女性癌症发病前十位为乳腺癌、肺癌、结直肠癌、甲状腺癌、胃癌、子宫颈癌、肝癌、子宫体癌、食管癌、脑瘤。其中，在我国常见癌症种类中，肺癌、肝癌、胃癌是死亡率最高的癌症。而结直肠癌、女性乳腺癌的总体死亡率和年龄标准化死亡率都呈上升趋势。

你的生活方式安全吗？

生活方式已成为患癌的重要因素，也就是说，你的不良生活方式会决定你日后患癌的类型与概率。

良好的生活习惯，是由规律的生活、睡眠、活动量、饮食、排便习惯构成。请从本页下方表格中所归纳的3 种安全类型，看看你是哪一种生活方式，是否和癌症保持了安全距离？具体见下表。

安全程度	安全绿灯	警告黄灯	危险红灯
吸烟频率	无	偶尔接触二手烟	有吸烟习惯
饮酒频率	一天最多 1 杯（如红酒）	有时 2~3 杯	经常酗酒
运动频率	每周至少 3 次	每月 4 次	几乎不运动
生活作息	早睡早起	偶尔熬夜	经常睡眠不足
阳光曝晒	不超过 15 分钟	长时间曝晒，但并未做好防晒措施	经常烈日下出门，且未采取防晒措施
排便习惯	一天 1 次	两天 1 次	极不规律
BMI 值	18.5~25.0	18.5 以下或 25~30	30 以上

长息肉，是不是就是得癌症？

不一定，但发现息肉后，应尽快就医检查！

息肉不是癌症，但是如果置之不理，会逐渐演变成癌症。什么是息肉？息肉就是从生物体上黏膜细胞层增生而产生向外突出的组织赘生物，可能发生在身体的任何部位，大多数生长在表皮或内腔，如鼻子、消化道。整个胃肠道，从食管至直肠都有可能出现息肉。

如何判断息肉癌变的概率？

目前在胃肠道的息肉中，大肠息肉的发生概率最高，大肠息肉演变成癌症的研究也最为完整。

据数据显示，大肠腺瘤性息肉发生癌化情形与息肉大小及形状有关。息肉大于 1 厘米者，可能产生癌变的概率大于 10%；绒毛状腺瘤癌变的概率较管绒毛状腺瘤及管状腺瘤大。

有家族病史者更要留心息肉变化

从家族遗传也可进行判断，一般腺瘤性息肉产生癌变的概率为 5%～10%，但有家族性大肠息肉症家族病史的患者，发生癌变的可能性高达 100%，而且患者的子女约有 50% 概率遗传到此种疾病。

长息肉怎么办？

息肉大多数为非恶性肿瘤，临床上的治疗多半选择直接切除，以降低日后病变的概率。但息肉并非切除后就一劳永逸，仍可能会复发，因此患者仍要接受定期检查，并维持健康的生活作息方式和习惯。

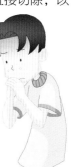

常见的息肉及其症状

大肠息肉	好发于 40 岁后。大肠息肉若没有透过仪器检测很难被发现，仅会有腹泻、便秘、便血等症状，因此不容易被一般人察觉。大肠息肉被认为是大肠癌的前身，最好的诊断方式是通过大肠镜检查
鼻息肉	常见于过敏性鼻炎患者。鼻息肉可能会阻塞气流进出鼻子，导致呼吸不顺，进而有头痛、平衡不佳等问题
子宫颈息肉	多见于已婚或自然分娩的妇女身上，是慢性子宫颈炎的一种表现。若是息肉体积小，通常无外在症状，需要通过检查才能发现；体积较大者，则可能会在白带中发现血丝，或是性行为、排便后有阴道出血的现象
胆囊息肉	较常见于肥胖者或高脂血症患者身上，与个人体质和饮食习惯有关。大部分的胆囊息肉无特殊症状，除非同时伴有结石或息肉脱落，引起腹痛，才会被察觉

听说胖的人容易得癌症？

肥胖可能会引起内分泌及激素失调。

肥胖与饮食及生活习惯息息相关，过度肥胖者，会影响身体的功能，致使罹患慢性病与癌症的概率增高。

肥胖易引起内分泌失调

过度肥胖确实容易引起内分泌及激素失衡，进而诱发癌症的发生或加速癌症的进展。若能将体重控制好，能有效减少癌症发生。

美国医学调查指出，体重超过理想体重的40%，会增加罹患宫颈癌、胃癌、胆囊癌、直肠癌、肾癌及乳腺癌的风险。因此，除正常、规律的生活外，还要特别注意体重的管理。

摄取过多脂肪易诱发癌症

近期医学研究指出，控制脂肪与蛋白质的摄取，可减少体内致癌物的产生，脂肪摄取过多，则会增加肠道内的致癌物质。

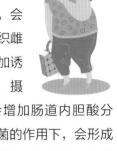

以乳腺癌为例，肥胖及摄取过多脂肪，会增加乳房的脂肪组织雌激素受体，大大增加诱发乳腺癌的概率；摄取过多脂肪，也会增加肠道内胆酸分泌，胆酸在肠道细菌的作用下，会形成催化肿瘤成长的代谢物，加速直肠癌的形成。

如何衡量是否肥胖？

1 BMI（身体质量指数）
　鉴于个人身高与体型的差异，衡量胖瘦目前多以BMI值作为依据。
　BMI值=体重（千克）÷[身高（米）]^2

2 体脂肪率
　测量身体成分中，脂肪与体重的百分比率，外形瘦小者未必体脂肪低，需以仪器才可测得。

BMI 值和肥胖指数

BMI 值（中国参考标准）	肥胖指数
小于18.5	过轻
18.5～24.0	正常
24.0～27.0	过重
27.0～30.0	一度肥胖
30.0～35.0	二度肥胖
大于35.0	三度肥胖

癌症可以治愈吗？

可以！早期发现、早期治疗效果最优。

大多数癌症医学专家都同意这样的说法：多数癌症在早期都有机会被治愈。

其实绝大多数的癌症跟我们一般常见的高血压、心脏病、糖尿病一样，都属于一种慢性病。虽然无法根治，但是可以得到适当的控制；如果防治得当，早期发现、早期治疗，某些癌症其实是能治愈的。

治疗癌症的关键 5 年

癌症一般可分成 4 期：第 1 期时，肿瘤仍局限于单一部位；第 2 及第 3 期，癌细胞开始侵犯周围的组织、器官或淋巴结；当癌细胞开始借由血液、淋巴转移至身体各处时，癌症已进入第 4 期。

将癌症分期，主要是为了方便医生知道患者疾病的控制率及死亡率，并且以此作为选择治疗方式的依据。

在保障患者生活质量的前提下，和主治医师充分沟通，才能在手术、放射治疗、化学治疗中做出最好的选择。因为目前治疗癌症时使用合并治疗及多专科团队已是大势所趋，千万不要有先入为主的观念，以免错失治疗时机。

即使是癌症晚期，也不代表没有治愈的希望。癌症在接受治疗后的前几年复发概率最高，一般要等到过了 5 年的追踪期，才可以说是治愈。不过也有些癌症可能会在治疗超过 5 年后复发，因此定期追踪回诊，才是监测癌症复发、尽早治疗的最好方法。

癌症防治黄金三部曲

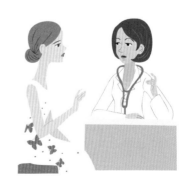

早期发现 ➡ 早期诊断 ➡ 早期治疗

什么是存活率?

存活率为表示治疗效果的统计指标，是一种参考依据。

存活率亦称生存率，是指接受某种治疗的病人或某病患者中，经若干年随访（通常为 1、3、5 年）后，尚存活的病例数所占比例。生存率 =（随访满 n 年尚存活的病例数 / 开始随访的病例数）× 100%。生存率反映了疾病对生命的危害程度，可用于评价某些病程较长疾病的远期疗效，在某些慢性病如恶性肿瘤、心血管疾病、结核病等的研究中常被应用。

医学上习惯用 5 年存活率来反映癌症患者的治疗效果，表示每 100 名癌症患者，经治疗后 5 年仍然存活的概率。以乳腺癌第 1 期为例，目前的 5 年存活率高于 70%，就表示 100 名第 1 期乳腺癌患者经治疗后，5 年后有 70% 以上的患者没有复发。

积极治疗战胜存活率

对癌症治疗来说，存活率只是一项治疗效果的统计指标，并不代表癌症从此不再复发。

癌症所预期的 5 年存活率，虽会随着期数的增加而递减，但各种不同类型的癌细胞，对人体的影响程度各有不同，有些癌症的进展较缓，或细胞扩散方式不同，即使发现时已经是晚期，仍然存有长期控制甚至治愈的希望。

只要患者比一般正常人更注意身体的保健，就可以扭转身体的劣势。因此，癌症初期患者千万不能大意，癌症晚期患者也不要气馁，因为有太多的因素会影响癌症患者的存活率，乐观面对、积极治疗的正向态度，就是争取存活的最大利器。

癌症五年生存率排名

1. 乳腺癌：五年生存率 73.1%
2. 甲状腺癌：五年生存率 67.5%
3. 膀胱癌：五年生存率 67.3%
4. 肾癌：五年生存率 62.0%
5. 子宫癌：五年生存率 55.1%
6. 前列腺癌：五年生存率 53.8%
7. 喉癌：五年生存率 51.7%
8. 睾丸癌：五年生存率 48.0%
9. 结直肠癌：五年生存率 47.2%
10. 宫颈癌：五年生存率 45.4%
11. 鼻咽癌：五年生存率 43.8%
12. 口咽癌：五年生存率 42.2%
13. 卵巢癌：五年生存率 38.9%
14. 皮肤癌：五年生存率 38.8%
15. 淋巴癌：五年生存率 32.6%
16. 其他胸腔肿瘤：五年生存率 30.5%
17. 胃癌：五年生存率 27.4%
18. 食道癌：五年生存率 20.9%
19. 胆囊癌：五年生存率 20.1%
20. 白血病（血癌）：五年生存率 19.6%
21. 脑癌：五年生存率 18.2%
22. 骨肿瘤：五年生存率 17.1%
23. 肺癌：五年生存率 16.1%
24. 胰腺癌：五年生存率 11.7%
25. 肝癌：五年生存率 10.1%

以上数据表明，在各类癌症的 5 年生存数据中，排在前 5 名的分别是乳腺癌、甲状腺癌、膀胱癌、肾癌、子宫癌。而肺癌、肝癌的 5 年生存率较低，分别是 16.1%、10.1%，但是这并不代表这两种癌症最难治疗，问题主要出现在肺癌、肝癌发生率高，发现时往往都是中晚期，这与人们平常的生活方式，以及对体检重视程度有关。所以，日常生活中，癌症高发人群依然要注意健康的生活方式，除做好体检外，还应根据身体状况，有针对性地做好癌症筛查。

怎么知道自己得了癌症？

随时自我检查，并接受早期筛检（如乳腺癌、宫颈癌、大肠癌筛检）。

癌症初期有很高的治愈率，早期诊断、早期治疗可以得到良好疗效。

随时随地自我检查

在下列这些生活细节中，常可发现早期癌症的征兆，要多注意一下。

（1）每天洗脸时，注意皮肤上的痣有没有变大、溃疡或疼痛，脖子上有没有肿大的淋巴结。

（2）每天刷牙时，注意口腔内黏膜有无白斑、硬块，舌头上有无肿块或溃疡，舌头动作是否流畅。

（3）早晨清喉咙、吐痰时，注意痰的颜色、有无血丝。

（4）检查粪便，有无血丝或变细。

（5）观察尿液颜色有无改变。

（6）女性在性行为后或停经后，阴道是否有出血现象。

（7）洗澡时注意身上有无异常肿块。

（8）女性在月经后一星期要自行检查乳房，注意乳头有无出血，乳房有无肿块。

（9）声音有无改变，是否沙哑。

（10）是否有不明原因的单侧耳鸣或听力改变，有无流鼻血的情况发生。

癌症的自我诊断，随时都可做，请参考下方表格，随时关心自身健康。

防癌诊断，随时都可以做！

检查时机		自我检查项目
（1）刷牙洗脸时		□ 脸上的痣有无变化、有无溃疡？ □ 脖子上有无肿大的淋巴结？ □ 口腔有无白斑、硬块？痰有无血丝？ □ 舌头上有无肿块或溃疡？动作是否流畅？
（2）上厕所时		□ 粪便有无血丝或变细？ □ 小便时，观察尿液颜色有无改变？ □ 性行为后或停经后，阴道是否有出血现象？
（3）洗澡时		□ 全身上下有无异常肿块？ □ 月经后一星期要自行检查乳房，注意乳头有无出血？乳房有无肿块？
（4）日常生活		□ 声音有无改变或是沙哑？ □ 有无不明原因的单侧耳鸣或听力改变？ □ 是否有时会有不明原因的流鼻血症状？

癌症也有高危人群吗?

基因、环境、饮食、生活习惯都会造就癌症高危人群。

下列是几种癌症的高危人群。

1 有家族遗传史

家族成员中有癌症患者。若家族中女性有人罹患乳腺癌,其近亲或姐妹得乳腺癌的概率也会提高。家中一人已得癌症,与其有密切关系的兄弟、姐妹或其他亲属,得癌症的可能性也会增加。

2 常接触致癌物

工作环境中,长期接触高污染源,如辐射、重金属或其他工业废料等的人,都是患癌的高危人群。

从事镍化物、煤焦油化合物、铬酸盐或开采放射性矿物的工人,得肺癌的概率偏高;从事辐射工作的人,罹患白血病的概率是正常人的9倍;长期接触苯胺染料的人,罹患膀胱癌的概率较高。

3 嗜好烟酒及槟榔者

喜欢刺激性食物的人,如嚼槟榔、吸烟、喝酒的人,患肺癌、肝癌、食管癌、口腔癌及膀胱癌的概率较高。

4 常吃腌渍及烧烤食物

以腌渍、烟熏、碳烤等方式处理的食物,都属于容易致癌的物质,平常应尽量少吃。

5 过早有性行为

过早或有不当性行为,尤其是有多重性伴侣的人,容易诱发子宫颈癌。

6 过度曝晒

以白种人为例,因皮肤黑色素较少,对阳光的紫外线缺乏抵御能力,若过度曝晒,会比其他有色人种易得皮肤癌。

癌症的高危险群

1 有家族癌症病史

2 常接触致癌物

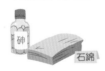

3 嗜好烟酒及槟榔者

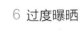

4 常吃腌渍及烧烤食物

5 过早有性行为

6 过度曝晒

听说吃素的人不容易得癌症？

蛋奶素食较好，饮食中的致癌物少，癌症不易上身。

若素食者都是食用天然未加工过的禾谷类及豆类制品，而且能做到饮食均衡多元化，有效发挥植物性食物高纤低脂（高膳食纤维低脂肪）的特性，确实会比爱吃动物性食物的人更健康。

蛋奶素食者营养较均衡

多吃蔬果能降低癌症发生概率，是因为蔬果中含有丰富的植物性化学成分，可以降低许多患癌的风险；且蔬果的热量较低，容易有饱腹感，能够帮助控制体重，减少心血管疾病及癌症的发生。饮食中的高纤维物质，可以降低罹患结肠癌及直肠癌的概率；而蔬果所含的维生素 C，能阻断致癌物——亚硝胺的形成。

根据专家建议，最好是选择蛋奶素食。每天喝 1~2 杯牛奶，因奶类含有丰富的钙质，蛋黄中含铁质、B 族维生素及卵磷脂，可补充全素者缺乏的营养成分，让饮食更均衡。

避免食用过度加工的豆类制品

饮食中选择新鲜的坚果、豆类或五谷杂粮类食物，如腰果、芝麻、黄豆、红豆、绿豆等，可帮助增加营养成分摄取。同时要避免选用过度加工的豆类制品，如油炸豆皮、豆包，因为这些加工制品不但油脂含量高，盐分也很高，会对身体造成一定的负担。

其实不管荤食还是素食，能够达到饮食均衡才是最重要的。荤食不一定对身体不好，素食者若不注意营养成分的均衡摄取，容易有免疫力下降的风险，如此一来反而有损健康，得不偿失！

肿瘤患者不宜只吃素？

在接受癌症的治疗的过程中，如手术、放射治疗或是化疗，患者不宜只吃素食，尤其是全素的生机饮食。

因为生机饮食惯用的食材普遍缺乏蛋白质，但接受癌症治疗的患者对蛋白质的需求比一般人要高，应尽量避免过于单一的食材。

除新鲜蔬果外，还需辅以豆类、坚果类，再搭配适量新鲜的鱼类、肉类，做到均衡的健康饮食。

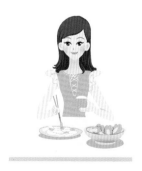

癌症患者的情绪如何调理？
勇敢面对癌症，是情绪调适的最佳良药。

当得知患癌，多数人惊讶大过担心，如何勇敢面对癌症，成为癌症患者另外一个艰巨的任务。

癌症患者的负面情绪

患者可能产生以下的心理反应：

1 否认病情

认为是医院检查出问题，自己身体并没有问题。

2 身体形态改变

掉发、皮肤过敏等治疗副作用，最易让病人产生自卑、社交恐惧等负面情绪。

3 对未来的不确定感

面对漫长的治疗之路，在医生无法对未来有所保证，及对癌症复发的不安全感支配下，可能会退却或拒绝某些治疗。

4 人际关系疏离

可能会拒绝执行过去的社会角色，退缩、孤立，渐渐疏离人群。

如何正确面对癌症患者？

不知是不是戏剧的影响，常有家属认为癌症对人的心理冲击太大，因此选择隐瞒患者病情，这样可能衍生的问题如下：

（1）患者不清楚自己的病况，无法在治疗上做最有效的配合。

（2）家属强忍情绪、掩饰病情，反而承受更大的心理负担，使患者陷入认知失调的状况。

患者及家属要学会分享正确的信息。正确的信息愈多，对疾病的了解也愈多，对未来的担忧就会减少，才能更加清楚如何应对治疗过程的各种生理、心理状况。

治疗成功的主要因素

不只是患者的家属需要分担患者生病前的家庭与社会责任，而患者也必须适应自己新的角色与应负担的任务。

（1）积极主动寻找医学相关信息，帮自己的疾病找到最好的治疗方式。

（2）寻找专业能力强且关心患者的医疗团队，与他们达成良好互动模式。

（3）持续性的定期追踪检查，随时掌握最佳的健康状况。

这些成功的主要因素，出发点都在于自己。唯有自己坦然面对疾病，才有足够的信心与勇气击败疾病。

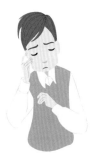

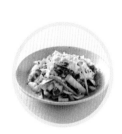

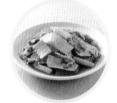

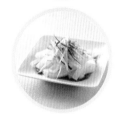

第二章
防癌饮食的三大关键

一身病痛经常是吃出来的！
改变饮食习惯，
才是远离癌症的关键。

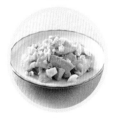

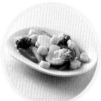

防癌饮食 1 多吃蔬菜、水果

多吃蔬果能提升免疫力，还可美颜纤体。

癌症位居十大死因首位多年，虽然与逐渐老龄化的社会结构有关，但也反映出其社会饮食的特点，如摄取大量肉类、高热量食物，脂肪摄取过多，膳食纤维摄取不足等。

♥ 每日 5 份蔬果有益于防癌

从近年来癌症排名的变化，包括发生率及死亡率，可以明显看出饮食及生活变迁与癌症的关系。例如乳腺癌、直肠癌、胆囊癌、子宫内膜癌、胰腺癌、前列腺癌等发生率的上升，被认为和过量摄取脂肪及肉类，以及饮食西化有关。

医学研究已陆续证实，植物性的化学成分（植化素）通过多重的生物效应，可抑制细胞变异，具有防癌、抗癌效果。因此，最好的防癌策略就是多吃蔬果。

建议大家养成每天至少吃 5 份新鲜蔬果的习惯，落实饮食防癌的观念。

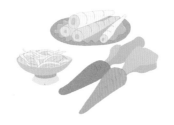

什么是植化素？

植化素是一种植物性的化学成分，存在于天然的蔬菜、水果、谷物中，这些独特的营养成分是人体无法自行合成的，如番茄红素、异黄酮、儿茶素等，都需通过摄取特定植物性食材才可获得。许多植化素具有防癌效果（见下页表格）。

♥ 蔬果的六大防癌功效

常说想要预防癌症，就要多吃蔬果，蔬果究竟是如何达到防癌功效的？以下归结其六大食疗作用。

1 提升人体免疫力

植物中所含的多糖体，可以强化人体中的 T 细胞和巨噬细胞的活性和功能，还可协助人体产生不同的干扰素，促进淋巴系统产生抗体，有效抑制癌细胞。

2 转化癌细胞为良性细胞

蔬果的生物效应，可促使体内的不良细胞转化为良性细胞，不再分裂，并停止生长，使细胞代谢渐趋正常，达到防癌、抗癌的功效。

3 具有抗氧化、抗老化的作用

蔬果中的抗氧化成分，可抑制人体内的自由基，有助于减少癌细胞的形成，还具有延缓衰老的功效。

4 阻断癌细胞增生

细胞生长需要生长激素，植化素可阻断人体对癌细胞供应生长激素，进而抑制癌细胞增生，致使癌细胞萎缩、死亡。

5 植物雌激素的拮抗作用

蔬果中的植化素，如大豆异黄酮，可阻止过多激素对人体细胞的作用，进而避免乳腺癌、子宫颈癌的发生。

6 减少肠道致癌物堆积

蔬果大都含有丰富的膳食纤维，其中膳食纤维因具有不易被人体消化吸收的特性，对清除肠道内致癌物特别有帮助。

蔬果含有哪些防癌植化素？

蔬果中的化学成分		防治癌症功效	主要蔬果来源
吲哚		增强免疫力，提高抗氧化性，增强酶的活性	上海青、圆白菜、西蓝花等十字花科蔬菜
异黄酮类		清除体内自由基，提升人体抗氧化功能	大豆、豆制品
异硫氰酸盐		活化体内酶的活性，有效解毒，抑制异常细胞增生；对预防前列腺癌、膀胱癌功效最佳	山葵、西蓝花、圆白菜、上海青等十字花科蔬菜
酚酸		抗氧化、抗炎，还可降低胆固醇、预防心血管疾病	西红柿、柑橘类水果、胡萝卜、全谷类、坚果类
多酚类		有效抗氧化、抗过敏、维护心血管健康，抑制发炎	绿茶、葡萄、葡萄酒
皂苷类		杀菌、抗癌，可预防便秘，代谢体内致癌物质	黄豆、红豆等豆类或荚豆类
松油烯类		抗氧化、抑制癌细胞扩散	樱桃、柳橙、葡萄柚、柠檬等柑橘类水果（主要存在于果皮内）
硫化丙烯		抗菌、降低血脂、促进血液循环	韭菜、洋葱、葱、大蒜

防癌饮食 2 均衡营养、控制体重

营养过剩可能致癌，热量、脂肪、蛋白质的摄取勿过量。

"民以食为天"，但也可能"食害民得病"！世界卫生组织报告指出，癌症患者中约有 1/3 与饮食不均衡或不卫生有关，控制饮食可减少 30%～60% 的癌症。研究也证实，均衡的营养可强化免疫系统，增强抗癌的"杀手"细胞、T 淋巴细胞、巨噬细胞等功能。

营养过剩对健康也有害

研究已发现，众多营养成分具有防癌功效，如维生素 C、维生素 E、胡萝卜素、多酚类、异黄酮类、多糖体等。研究指出，血液中的 β－胡萝卜素和类胡萝卜素偏低，可能会提高肺癌、胃肠道癌的发生率，所以适度补充维生素是必需的。

但是摄取过量的营养成分，也是不健康的行为，反而容易使致癌物有机可乘。热量摄取过多，让女性面临子宫内膜癌、男性面临胆囊癌的威胁；脂肪及糖类摄取过多，经肠道微生物作用后，容易在体内形成致癌物。

肉类中的蛋白质，经碳烤或长时间炖煮后会变性，也会致使食物产生致癌物质；长期摄取过量动物性蛋白质，罹患大肠癌的概率也较高。

摄取过量的砷、镉、镍，也会提高患癌率；一般食品使用的人工甜味剂、添加物，如色素、抗氧化剂、安定剂、黄樟素，都是伤肝的化学添加物，应多加注意。

检查你的饮食危险指数

请回答以下问题，符合的情况越多，表示你的饮食危险指数越高。你变成胖子甚至患癌的概率，也比一般健康饮食者要高！

☐ 经常外食，常吃快餐吗？

☐ 偏好肉食，经常大鱼大肉吗？

☐ 最爱盐酥鸡、香鸡排等油炸类食品吗？

☐ 您不常也不爱吃蔬菜水果吗？

☐ 特别偏爱烤肉或是烤焦的食物吗？

☐ 爱吃腌渍食品，如香肠、腊肉吗？

☐ 喜欢喝很烫的汤品、饮料吗？

☐ 平常饮食口味偏咸、偏油吗？

☐ 总是吃某种食物，饮食不均衡吗？

☐ 食物发霉，也照吃吗？

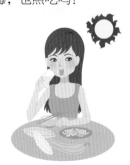

体重决定你的健康？

医学研究显示，癌症的发生和肥胖问题大有关系。研究报告中明确指出，肥胖与罹患食管癌、胰腺癌、大肠癌、乳腺癌、子宫内膜癌及肾癌等风险增加有关。

更有研究显示，当 BMI 值（身体质量指数）超过标准后，男性罹患食管癌的风险会增加 52%、甲状腺癌增加 33%、大肠癌及肾癌增加 24%；女性罹患子宫内膜癌与胆囊癌的风险会增加 59%、食管癌增加 51%、肾癌增加 34%（BMI 值计算详见 6 页）。

如何判断是否肥胖？

BMI 值是目前国际通用的自我衡量体重及身高比例是否在健康范围内的计算方式。当 BMI 值介于 18.5～24，就属于健康。

检测肥胖的另一指标是体脂率，可以借助专业仪器检测得知。一般来说，男性 30 岁以前，理想的体脂肪率应在 14%~20%；30 岁以后，最好控制在 17%~23%。女性 30 岁以前为 17%~24%；30 岁以后为 20%~27%。这是依据两性不同的生理结构及生育功能，制定的理想体脂率的范围。

体重过重或脂肪过多，对人体的影响不只是癌症的发生风险会增高，还可能引起心血管疾病、糖尿病、退行性骨关节病、尿酸过高等问题，所以千万不要轻视你的体重！

如何控制体重？

肥胖最根本的原因在于热量过剩，因此想要控制体重，控制热量是最关键的措施。

维持人体功能正常代谢所需的最低热量，是天生基因所决定的，这就是有人容易胖、有人却天生瘦的原因，因为每个人的基础代谢率都不同。但是基础代谢率会随年龄、生活习惯而有所改变。

想要维持较高的基础代谢率，规律而持续的运动是不二法门。因此，想要控制体重，就要运动。再者，热量的摄取来自食物，每人每日所需的热量，可用下面的公式计算出来：

男性每天所需热量（千焦）= 体重（千克）× 24 × 1

女性每天所需热量（千焦）= 体重（千克）× 24 × 0.9

饮食均衡，不摄取过多的热量，自然能轻松控制体重，远离肥胖。

肥胖者较易得哪些疾病？

已有研究文献显示，体重、体脂过高的人，罹患食管癌、胰腺癌、大肠癌、乳腺癌、子宫内膜癌和肾癌等癌症风险较正常体重者高。

此外，心血管疾病、糖尿病、退行性骨关节病、尿酸过高等问题，都和体重、体脂过高脱不了关系。

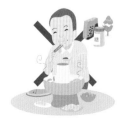

防癌饮食 3 正确烹调、清淡少油

正确的烹调方式是防癌饮食的最后关口。

在幸福的防癌厨房中，除多选高纤低脂食物外，正确的烹调方法也是避免致癌物质入口的一个关键环节。

6 招防癌烹调法

正确的处理、烹调方式，才能让食物发挥最好的食疗效果。请掌握以下6 大原则，轻松吃出健康。

1 清蒸、水煮、凉拌烹煮

以清蒸、水煮、凉拌或微波炉加热等方式烹煮，温度较为稳定，食物不容易烧焦，不仅可保留食物原始美味，更能有效实现少油并避免油炸、火烤产生致癌物质。水煮食物时，煮沸的水应再多加热 5~10 分钟，以除去自来水中所含的三氯甲烷。

2 注意食材保存期限

依食材特质将其储放在冰箱不同温度的空间，蔬果与生肉分开摆放，这样食物才不易变质或滋生细菌。

3 创造良好烹调空间

保持除油烟机功能良好、厨房通风充分，减少烹饪过程中产生的油烟及致癌物质，拒绝使用来路不明或质量不佳的锅铲，以避免高温下产生致癌物质。

4 减少加工及添加物

在高温环境下应尽量遵循少加工的烹调原则，减少油、盐等添加物，让自己免于致癌物质的侵害。

5 减少油类使用

以高纤、低盐、低油脂、低热量作为饮食的准则，避免油炸或油煎的烹调方式。

6 招防癌烹调法

烹饪秘诀	防癌功效
1 清蒸、水煮、凉拌烹煮	保留食物原始美味，符合低脂、低热量的烹饪原则
2 注意食材保存期限	蔬果与生肉分开摆放，食物才不易变质或滋生细菌
3 创造良好烹调空间	厨房通风可减少烹饪中产生的油烟及致癌物质
4 减少加工及添加物	减少油、盐等添加物，让自己免于致癌物质的侵害
5 减少油类使用	以高纤、低盐、低油脂、低热量作为饮食准则
6 火候适中不烧焦	烧焦的部分含有致癌物质，炒菜时温度不宜太高

6 火候适中不烧焦

避免烧焦或汤汁变糊的情况，烧焦的部分可能含有大量致癌物质。炒菜时注意温度不宜太高，适时调整火力可以让菜色更鲜美，也能降低烧焦概率。

吃得越简单，越健康

可以从食物中摄取到的各种丰富营养成分，包括维生素、矿物质、抗氧化物、异黄酮类、植化素、胡萝卜素，都被认为具有防癌功效，但是部分成分具有不耐高温的特性，有的易溶于水，若经过多重食品加工过程，就会流失这些珍贵的营养成分。

以最简单的清蒸、氽烫、水煮或凉拌方式，不仅方便、不弄脏厨房，而且能较好地达到防癌食疗效果。

❤ 外食族如何防癌？

无法亲自下厨者，该如何防癌？

在肉多蔬果少、用餐不定时及油脂高、盐分高、热量高的状况下，该如何选择健康的外食餐点呢？

市面上的快餐、小吃，通常过分油腻、过咸，专家建议外食族应把握"三低一高"饮食原则，即低油、低盐、低糖、高纤维的饮食原则。

在选择今天要吃什么时，要将菜肴方式、食材考虑在内，不要总在同一家店进食，饮食力求多元化、多变化。

1 低油

多选择清蒸、水煮、凉拌、清炖、卤的烹饪方式，如蒸蛋、白切鸡、蒸豆腐、蒸鱼等；少选择炒、煎、炸的食物，如炸鸡腿、煎猪排、炒饭等。吃肉类时最好去除肥油与外皮，避免摄取过多的脂肪。

2 低盐

避免食用加工、腌渍或烟熏食物，如腌萝卜、咸鱼、香肠、榨菜等。改掉以卤汁拌饭的饮食习惯，避免高热量或高钠的调味酱料，如辣椒油、沙茶酱等。

3 低糖

尽量少喝果汁、汽水、调味奶品等含糖饮料，若能以白开水、茶代替更好。

4 高纤维

多摄取富含纤维的食物，如全谷类、未加工的豆类、蔬菜及新鲜水果。

除上述内容外，详细阅读产品的成分和营养标识，了解食物内容对身体有没有营养价值，不但是外食族健康饮食的第一步，还是避免摄取过量脂肪及营养不均衡的好方法。

防癌十大优质食物

天然新鲜的蔬果能有效提升人体免疫力。

常常听人说，预防癌症要先从饮食着手，吃对食物才能维持健康，号称具有防癌功效的食物更是琳琅满目，究竟哪些食物具有较好的防癌功效？

防癌饮食的三大机制

1 清除自由基

人体中存有过多的自由基，不但容易引起老化，还容易致癌；建议多摄取抗氧化食物，帮助清除自由基，不仅可以常葆青春，还可以对抗病毒，兼具防癌功效。

许多蔬果富含强效抗氧化功能的植化素，如西红柿中的番茄红素、豆类中的大豆异黄酮等。富含维生素 C 的食物，抗氧化能力也较好，如草莓、猕猴桃、圆白菜等。

2 增强免疫力

免疫系统是人体内一个精密的防卫网络，免疫系统功能下降时，人体容易感染病毒和细菌，对癌细胞抵抗能力较低。若想增强身体免疫力，需要维持均衡饮食，摄取优质蛋白质，如鱼肉、瘦肉、海鲜、低脂奶类等，也可多摄取植物性蛋白质，如豆类、坚果类。

挑选的蔬果也应兼顾各种颜色，除绿色蔬果外，每天吃一份红色、橘色或黄色蔬果，并且适量摄取菇菌类食材，菇菌类的多糖体成分具有调节免疫力的功效，可以提升巨噬细胞的战斗力，并增加"杀手"细胞的数目和活性。

3 促进体内排毒

摄食过多加工食品、油炸类食物，会使体内累积毒素，不仅容易导致肥胖，还会增加罹患高血压、糖尿病、高血脂等慢性病的概率，大幅提升罹患大肠癌、直肠癌的风险。

日常饮食应多摄取有排毒功效的食物，以高纤、低热量的蔬果为首选，因为膳食纤维可有效促进肠道蠕动，帮助排便，避免毒素堆积在体内。多喝水也是排毒的关键。

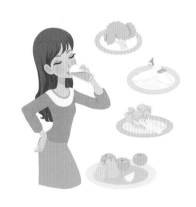

防癌十大优质食材

虽然防癌没有绝对的"万灵丹"，但选择过多反而让人无所适从，前文归纳出防癌饮食的三大机制，以下严选十种符合这三项条件的被公认为最具有防癌作用的食材。从今天起，快把这十大优质食材纳入您的每日菜单中吧！

①洋葱

葱属蔬菜，防癌主要成分是有机硫化物，可增加抗癌酶的活性，也是极佳抗氧化剂，具有抑制癌细胞的作用，对于预防结肠癌、直肠癌、胃癌最具功效。

②西蓝花

西蓝花中含抗癌物质——吲哚，可抑制雌激素对身体的影响，对于与雌激素相关的乳腺癌、子宫癌具有预防功效。

③山药

含大量多糖体，可增强免疫系统功能，吞噬体内癌细胞，抑制肿瘤生长；含皂苷，可阻止因化学物质引起的肿瘤，还可阻止因亚硝酸盐引起的癌化现象。

④南瓜

胡萝卜素含量极高，抗氧化能力强，锌含量也很高，可促进人体核酸与蛋白质的合成，预防前列腺癌。

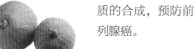

⑤胡萝卜

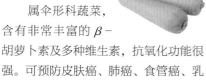

属伞形科蔬菜，含有非常丰富的 β-胡萝卜素及多种维生素，抗氧化功能很强。可预防皮肤癌、肺癌、食管癌、乳腺癌、子宫颈癌。

⑥西红柿

属茄科蔬菜，含大量番茄红素。番茄红素可平衡体内自由基，是极佳的抗氧化剂，能保护细胞不受致癌物质侵害。西红柿可有效预防前列腺癌、肝癌、肺癌。

⑦柑橘

富含维生素C、β-胡萝卜素等重要的抗氧化物质，富含纤维，可加速排出致癌物质，可预防胃癌、肝癌、肺癌及前列腺癌。

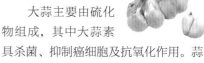

⑧大蒜

大蒜主要由硫化物组成，其中大蒜素具杀菌、抑制癌细胞及抗氧化作用。蒜要剥开与空气接触才会产生大蒜素，可预防胃炎、结肠癌、直肠癌。

⑨芦笋

芦笋中的维生素A、维生素C、维生素E及氨基酸等都有防癌抗癌作用；叶酸及核酸则具有防止癌细胞扩散之效。

⑩茶

茶叶中含儿茶素、维生素等多种抗氧化成分，能保护细胞，避免细胞遭受致癌物质侵害，其中绿茶功效最佳。可预防乳腺癌、前列腺癌。

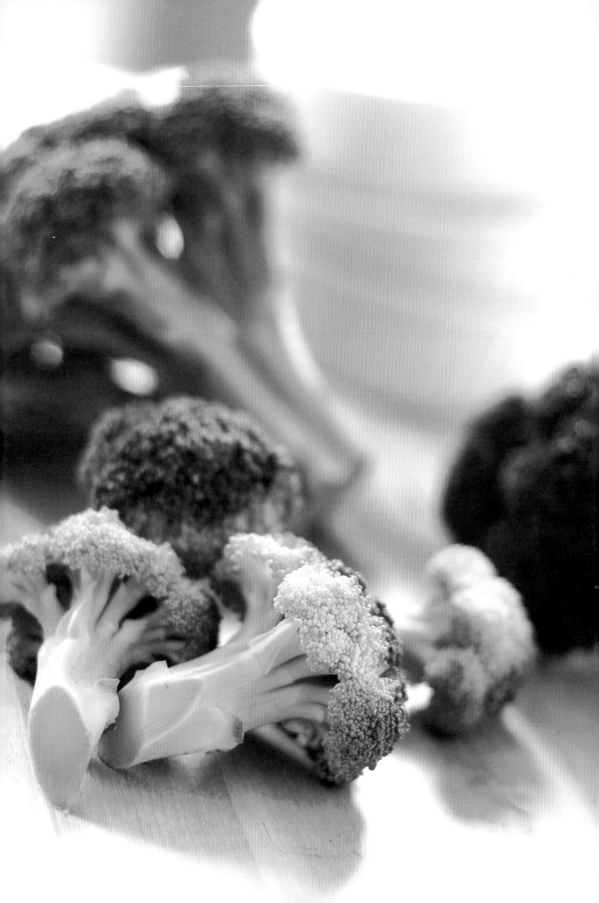

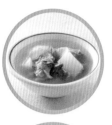

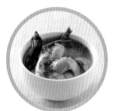

第三章
防癌保健食疗法

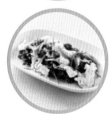

癌症是 21 世纪最可怕的疾病之一，

为了预防病从口入，

本书为您精选十大类食材、近百种健康食物，

帮助掌握食材的防癌密码。

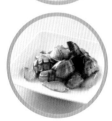

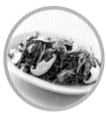

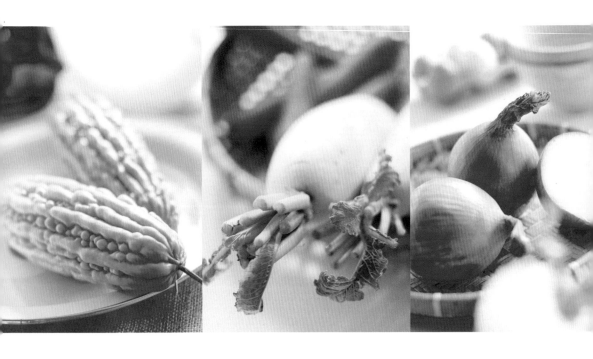

高纤蔬菜类

　　根据流行病学、动物及临床实验结果，膳食纤维与癌症之间具有密切的关联，平常多摄取高纤蔬菜，不仅能预防直肠癌、食管癌、胃癌，还可降低前列腺癌、乳腺癌、子宫内膜癌及卵巢癌的发生概率。

　　新鲜蔬菜不仅具有多种植化素，有助于预防癌症，丰富的膳食纤维更有利于肠道蠕动，可使排便顺畅，进而将体内有毒的致癌物质排出体外，减少体内毒素的累积。方便易得的新鲜蔬菜，多样化而又便捷的烹调方式，经济又实惠，可以帮助大家收到最佳的防癌效果！

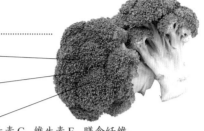

提示 抗癌、抗氧化，预防便秘

西蓝花

防癌有效成分
萝卜硫素、吲哚

食疗功效
防癌抗老
帮助消化

- **别名：** 美国花菜
- **性味：** 性平，味甘
- **营养成分：**
  维生素 A、B 族维生素、维生素 C、维生素 E、膳食纤维、钾、钙、磷、铁、锌、钠、镁等

○ **适用者：** 一般大众、老年人　✗ **不适用者：** 凝血功能异常者、肾功能不佳者

西蓝花为什么能防癌抗癌？

1 西蓝花含抗癌物质——吲哚，可抑制雌激素对身体的影响，对与雌激素相关的乳腺癌、子宫癌具有预防功效。

2 西蓝花特有的营养成分可在体内转化成萝卜硫素，对消灭幽门螺杆菌非常有效，因此可有效预防消化性溃疡和胃癌等疾病。

西蓝花主要营养成分

1 花椰菜与西蓝花营养成分类似，西蓝花的 β - 胡萝卜素、B 族维生素，以及钾、钙、铁等矿物质略较花椰菜多一些。

2 生食西蓝花所获得的维生素 C 比煮熟的西蓝花多。每 200 毫克熟西蓝花提供的维生素 C，相当于一个中等大小橘子的含量。

西蓝花食疗效果

1 西蓝花中的化学成分，可帮助调节肝脏中的酶活动，防止致癌物质的活化，还有助于肝脏分解毒素、外来激素等致癌物质。

2 中医认为，西蓝花具有止咳、清热、明目、降压、利尿、助消化、止溃疡等功效。

3 西蓝花中的维生素 C 不仅可以抗氧化，还可以保持皮肤弹性，具有美白肌肤的功效。

西蓝花食用方法

西蓝花因富含维生素 C，快炒可避免维生素 C 被破坏，防止营养流失。因此，食用快炒的西蓝花是摄取维生素 C 的最佳方式。

西蓝花饮食宜忌

1 西蓝花含钾量较高，肾功能不佳者不宜多食。

2 西蓝花含有体内无法分解的寡糖类，易使肠道产生大量气体，肠胃功能不佳者不宜生吃西蓝花，最好煮熟再吃。

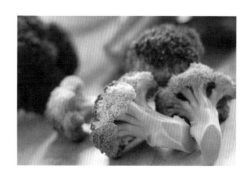

味噌拌西蓝花

保护眼睛 + 预防肿瘤

■ 材料：

西蓝花 500 克，红甜椒片 50 克

■ 调味料：

橄榄油 10 毫升，白芝麻粒 10 克，味噌酱、柚子醋（亦可以用柠檬汁代替）、蒜末各 10 克，糖 3 克

■ 做法：

① 将西蓝花切块，放入沸水中汆烫 3～5 分钟，加油以保持西蓝花的鲜翠。

② 起锅后与红甜椒片盛盘；将味噌酱、柚子醋、糖、蒜末拌匀，淋在烫熟的西蓝花块上，撒上白芝麻即可。

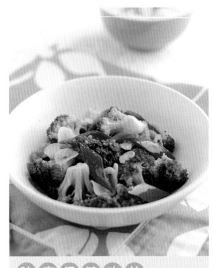

防癌保健功效

西蓝花含 β - 胡萝卜素、B 族维生素、维生素 C、类黄酮等强力抗氧化及抗癌物质，对大肠癌、宫颈癌及乳腺癌等具有良好的预防效果。

三彩蔬菜汤

高纤防癌 + 养颜美白

■ 材料：

花椰菜、西蓝花各 40 克，玉米笋 30 克

■ 调味料：

盐、蘑菇粉各 2 克，胡椒粉、香油各少许

■ 做法：

① 将花椰菜、西蓝花及玉米笋洗净，切块。

② 将花椰菜块、西蓝花块及玉米笋块一起放入锅中，加适量清水煮熟。

③ 加入调味料调匀即可。

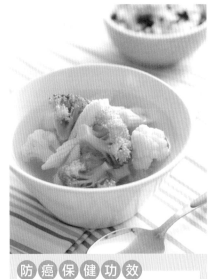

防癌保健功效

西蓝花含葡萄糖异硫氰酸盐，能通过抗氧化防癌，还可促进人体产生血管保护因子；富含膳食纤维，有助排除胃肠道废物，预防直肠癌。

橙香青花沙拉

止咳化痰＋增强抵抗力

■ **材料：**

西蓝花 150 克，西红柿 30 克，糖渍黑豆 10 克

■ **调味料：**

金橘酱 1 小匙，柳橙醋 1 大匙

■ **做法：**

① 金橘酱与柳橙醋搅拌均匀，备用。

② 将西蓝花洗净后烫熟，切块；将西红柿汆烫后去皮，切块。

③ 将西蓝花块、西红柿块、糖渍黑豆盛盘，淋上步骤 ① 的调味料即可。

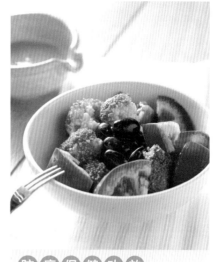

防 癌 保 健 功 效

　　西蓝花含吲哚成分，可抑制癌细胞分裂与生长，中断癌细胞再生，并促进人体分泌杀死癌细胞的解旋酶蛋白质，有助于抑制癌细胞。

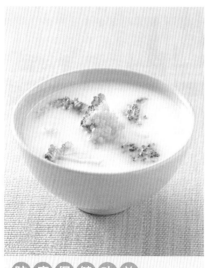

防 癌 保 健 功 效

　　西蓝花富含的吲哚化合物，是十字花科植物中能有效防癌抗癌的成分。西蓝花的膳食纤维能预防直肠癌。

牛奶西蓝花汤

防癌抗癌＋帮助消化

■ **材料：**

脱脂高钙牛奶 200 毫升，西蓝花 200 克

■ **调味料：**

盐、淀粉各 5 克，橄榄油 5 毫升

■ **做法：**

① 将西蓝花洗净，切块。

② 西蓝花块用沸水煮熟后，捞出备用。

③ 将橄榄油倒入锅中，放入脱脂高钙牛奶和盐一起煮沸；再加入煮过的西蓝花块，用水淀粉勾芡即可。

花椰菜

防癌有效成分
吲哚、槲皮素
B 族维生素、维生素 C

食疗功效
防癌抗老
消除疲劳

- **别名**：花菜、花椰菜
- **性味**：性平，味甘
- **营养成分**：
  维生素 A、B 族维生素、维生素 C、膳食纤维、
  β-胡萝卜素、萝卜硫素、槲皮素、异硫氰酸盐、
  吲哚、类黄酮、钾、钙、铁、铬等

○ **适用者**：一般大众、高血压患者　✕ **不适用者**：凝血功能异常者、肾功能不佳者

花椰菜为什么能防癌抗癌？

1 花椰菜不但可以减少活性雌激素，还能减小活性雌激素对乳房细胞的刺激作用，有抗癌、防癌功效。

2 花椰菜中的槲皮素属抗氧化物质，可使致癌物失去活性，抑制细胞癌变。

花椰菜主要营养成分

1 花椰菜中的维生素 C 含量高于大白菜。

2 花椰菜中的维生素 B_1、维生素 B_2 及烟酸的含量比一般蔬菜高，而钾含量高于黄瓜、冬瓜。

花椰菜食疗效果

1 花椰菜的维生素 C 含量丰富，能有效预防感冒，提高免疫力。

2 花椰菜中的维生素 B_1 含量较其他蔬菜高，可有效消除疲劳；所含维生素 B_2 可促进消化、改善口角炎症状。

3 花椰菜中的钾有助于预防高血压，铬可与 B 族维生素共同发挥作用，达到降血糖、降血脂的目的。

4 早期欧洲人用花椰菜汁制成治疗咳嗽、气喘的药物，便宜又有效，因此花椰菜有"穷人医生"的说法。

花椰菜食用方法

花椰菜易发生虫害，菜农常以大量农药解决虫害，食用前最好先于水中浸泡数分钟，可有效杀虫并去除农药。

花椰菜饮食宜忌

1 花椰菜所含化学成分易影响钙的吸收，不宜与富含钙质的食物同食。

2 花椰菜最好配搭含碘量较高的食物一起食用，因其含有少量可能会导致甲状腺肿大的成分，会影响人体甲状腺对碘的利用。

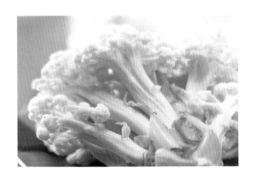

亚麻油拌花椰菜

促进排便＋抑制肿瘤成长

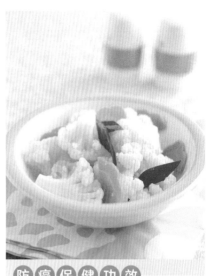

■ **材料：**

花椰菜 500 克，胡萝卜 50 克，红甜椒 20 克、姜 5 克

■ **调味料：**

盐 1 小匙，亚麻籽油 1 大匙

■ **做法：**

① 洗净花椰菜和胡萝卜，将花椰菜切块，胡萝卜切片，再用开水煮熟后，捞出、沥干并盛盘。

② 洗净姜和红甜椒，姜切成末，红甜椒切片。

③ 在花椰菜块和胡萝卜片上撒盐，加入姜末、红甜椒片，再淋上已加热的亚麻籽油即可。

防 癌 保 健 功 效

花椰菜含特殊成分，可活化免疫机制；异硫氰酸盐可抗氧化；高纤维能润肠通便，预防大肠癌；亚麻籽油可阻碍肿瘤生长。

咖喱双菜花

抗老防癌＋防心血管病

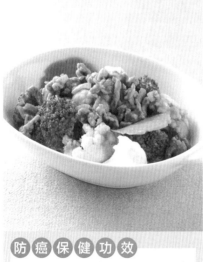

防 癌 保 健 功 效

花椰菜、西蓝花含吲哚，可降低胃癌、乳腺癌、直肠癌及心血管疾病的发病概率。胡萝卜含 β - 胡萝卜素，可抑制上皮细胞癌化。

■ **材料：**

花椰菜、西蓝花各 200 克，脱脂鲜奶 300 毫升，胡萝卜、洋葱末、猪肉末各 50 克

■ **调味料：**

橄榄油 2 小匙，咖喱粉、高汤各 2 大匙，黑胡椒粉 1/2 匙

■ **做法：**

① 将花椰菜、西蓝花洗净并切小朵，胡萝卜切片，放沸水中氽烫至熟。

② 热油锅，将洋葱末和猪肉末炒香，再拌入咖喱粉炒匀后，加入高汤及脱脂鲜奶煮沸。

③ 加入步骤①中的材料稍煮至入味，撒上黑胡椒粉即可。

大白菜

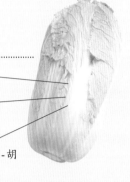

防癌有效成分
萝卜硫素、吲哚

食疗功效
改善便秘
提升免疫力

- **别名：** 结球白菜、卷心白菜、包心白菜

- **性味：** 性凉，味甘

- **营养成分：**
  蛋白质、脂肪、B族维生素、维生素C、β-胡萝卜素、钙、钾、铁、镁、膳食纤维等

○**适用者：** 一般大众、心血管疾病患者 ✗**不适用者：** 肠胃功能不佳者、脾胃虚寒者

🍎 大白菜为什么能防癌抗癌？

1 大白菜中的萝卜硫素，可增强肝脏解毒酶的功能，减少细胞受损风险，还可抑制早期癌细胞病变，使细胞保持正常。

2 大白菜所含的吲哚成分可抗氧化，使致癌物质无毒化，甚至抑制乳腺癌形成。

🔘 大白菜主要营养成分

1 大白菜营养价值高，含蛋白质、脂肪、膳食纤维、β-胡萝卜素、各种维生素，以及钾、钙、磷、铁等矿物质。

2 大白菜含有多种维生素，其中维生素C、维生素B_2含量均高于同季其他蔬菜。

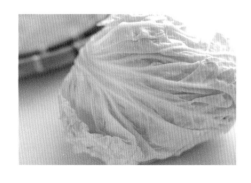

🐨 大白菜食疗效果

1 大白菜中的β-胡萝卜素、维生素A及微量元素——钴，经人体消化吸收后，可增强防癌效果。

2 丰富的膳食纤维，可有效促进胃肠蠕动，改善便秘情况。

☀ 大白菜食用方法

1 食用方式相当多元，快炒、熬汤，如在火锅汤中加入大白菜，滋味也很好。

2 大白菜加入适量的冰糖熬煮，对热咳、多痰等症状都有改善的功效。

🏥 大白菜饮食宜忌

1 大白菜偏凉，所以容易痛经的女性不宜多吃；常拉肚子的人也不宜多吃；有过敏、气喘、特应性皮炎患者，要谨慎食用。

2 不可食用已腐烂的大白菜，因其中所含的无毒硝酸盐将还原成有毒的致癌物——亚硝酸盐，会造成中毒现象。

干贝炖白菜

高纤抗癌 + 保护细胞

■ **材料：**

大白菜 300 克，干贝 15 克，
香菇 10 克，鸡高汤 1/2 杯

■ **调味料：**

橄榄油 2 小匙，盐 1 小匙，香油 1 小匙

■ **做法：**

① 泡开干贝后将其捏碎，起油锅爆香。

② 将大白菜洗净后切段；香菇洗净切丝，和鸡
高汤一起放入锅内焖煮。

③ 焖煮约 5 分钟至食材软后加盐拌匀，最后淋
上香油即可。

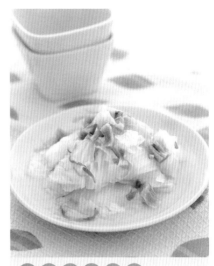

防 癌 保 健 功 效

　　大白菜富含硫代葡萄糖苷，可
抗癌；维生素 C 能保护细胞不受自
由基伤害。但硫代葡萄糖苷易因加
热而消失，因此烹调时间不宜过久。

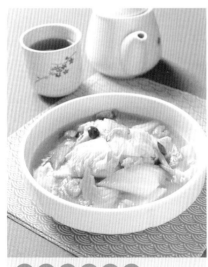

防 癌 保 健 功 效

　　大白菜中的硫代葡萄糖苷能促
进肝脏代谢致癌物质，硫代葡萄糖
苷同时也是强力抗氧化植化素，具
有抗癌及预防细胞突变的功能。

卤白菜

分解致癌物 + 抗氧化

■ **材料：**

大白菜 200 克，胡萝卜 30 克，柳松菇 30 克，
虾米 30 克，蒜末 10 克，高汤 400 毫升

■ **调味料：**

盐、陈醋各 1 小匙，糖 1/2 小匙，白胡椒粉适量，
橄榄油 2 小匙

■ **做法：**

① 将大白菜洗净切段；将胡萝卜洗净切薄片；
将虾米泡软；将柳松菇洗净切丝，备用。

② 热锅放油，爆香蒜末，依序放入虾米、大白
菜段、胡萝卜片、柳松菇丝。

③ 炒匀后加入高汤，炖煮至白菜熟软，最后放
入所有调味料拌匀即可。

圆白菜

防癌有效成分
吲哚、萝卜硫素

食疗功效
防癌抗老
益肾补髓

- **别名：** 高丽菜、包心菜、甘蓝菜

- **性味：** 性平，味甘

- **营养成分：**
  蛋白质、膳食纤维、维生素 A、维生素 B_1、维生素 B_2、维生素 C、锰、钾、镁、钙、磷、烟酸等

○ **适用者：** 一般大众、便秘困扰者　✗ **不适用者：** 脾胃虚寒者

🍎 圆白菜为什么能防癌抗癌？

1 圆白菜所含的萝卜硫素，可能是目前功效最强的天然抗癌物质之一，因为它能使正常细胞形成一层保护膜，用来抵抗外来致癌物的伤害。

2 圆白菜中的异硫氰酸盐具阻断和抑制癌细胞的双重作用，可诱导解毒酶的产生，有利于解毒，并可有效抑制黄曲霉素的致癌作用。

3 圆白菜含有吲哚、硫代葡萄糖苷等抗癌成分。经实验发现，这些成分能降低乳腺癌发生概率，硫代葡萄糖苷在肝脏中可帮助抗氧化酶的合成，降低患癌率。

😊 圆白菜主要营养成分

1 圆白菜含有大量的维生素 B_1、维生素 B_2、维生素 C、膳食纤维、糖类及各种矿物质，且重的营养成分均高于等量的大白菜。

2 圆白菜含有丰富的钾、镁、钙等元素，而这些都是维持人体正常活动的重要营养成分。

🦷 圆白菜食疗效果

1 圆白菜所含维生素 K、维生素 U，能修复体内受伤组织，可有效预防及改善胃溃疡及十二指肠溃疡。维生素 U 还具有解毒功效，可有效改善肝脏功能。

2 圆白菜含大量膳食纤维，能有效改善便秘，增强免疫力。

☀ 圆白菜食用方法

1 因圆白菜含有丰富的维生素 C，烹煮时间不宜过久，以免营养流失。

2 圆白菜含硫代葡萄糖苷，水煮时间过长，会释放出硫化氢气体，气味不佳，且硫代葡萄糖苷会流失，建议烹煮的时间不要超过 7 分钟。

⚕ 圆白菜饮食宜忌

圆白菜所含的纤维较多且较硬，消化功能差的人不宜多吃。

圆白菜卷

对抗乳腺癌 + 预防细胞突变

■ 材料：

a 圆白菜叶 20 克，韭菜 20 克

b 酱绞肉 150 克，荸荠末、胡萝卜末各 50 克

■ 调味料：

a 盐 3 克，酒 15 毫升

b 高汤 30 毫升，香油 2 毫升，胡椒粉少许，
水淀粉 15 毫升

■ 做法：

① 将圆白菜、韭菜洗净氽烫后，泡冰水冷却沥干。

② 在材料 b 中加入调味料 a，拌匀，分成 6 等份，铺在步骤① 的圆白菜叶上，卷成春卷状，用韭菜条捆绑固定，以中火蒸 20 分钟后取出。

③ 用调味料 b 勾芡汁，淋在步骤② 的材料上。

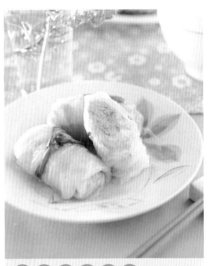

防 癌 保 健 功 效

韭菜含硫化丙烯及类黄酮，能抑制自由基对细胞的伤害，可抗氧化，抑制细胞癌化。圆白菜富含吲哚，可预防乳腺癌或肺癌。

菠萝青汁

预防细胞癌化 + 促进排便

■ 材料：

圆白菜 200 克，菠萝 150 克，水 500 毫升

■ 调味料：

柠檬汁 1 小匙，蜂蜜 1 大匙

■ 做法：

① 将菠萝去皮，切块；圆白菜叶洗净，切块。

② 把调味料和所有材料放入果汁机中，榨成汁即可。

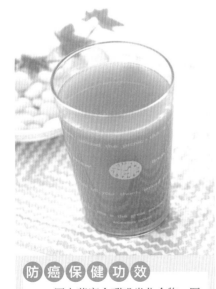

防 癌 保 健 功 效

圆白菜富含吲哚类化合物，医学研究证实其可预防乳腺癌或肺癌。丰富的膳食纤维可帮助肠道有益菌生长，促进排便，降低细胞癌化的风险。

白萝卜

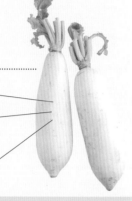

防癌有效成分
B 族维生素
类黄酮、木质素

食疗功效
清热养颜
促进消化

- **别名：** 菜头、小人参、菜菔
- **性味：** 性凉，味甘略辛（生）
  性温，味甘略辛（熟）
- **营养成分：**
  糖类、B 族维生素、维生素 C、钙、铁、钾、镁、锌、木质素、芥子油、类黄酮等

○ 适用者： 一般大众、伤风感冒患者　　**✗ 不适用者：** 服用参类营养品者

白萝卜为什么能防癌抗癌？

1 白萝卜中的膳食纤维能刺激胃肠蠕动，即所谓顺气，可减少粪便在肠道的停留时间，预防结肠癌和直肠癌。

2 白萝卜含有丰富的维生素 C 与烟酸，为保持细胞间质的必需物质，可发挥抑制癌细胞生长的作用。

3 白萝卜所含的木质素为非水溶性膳食纤维，能提高巨噬细胞活力，预防癌症。

白萝卜主要营养成分

白萝卜含有糖类、B 族维生素、维生素 C、钙、铁、钾、镁、锌、木质素、芥子油、类黄酮等营养成分。其维生素 C 含量比梨、苹果高。

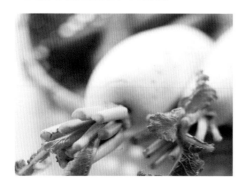

白萝卜食疗效果

1 白萝卜含丰富的膳食纤维，食用后易产生饱腹感，是控制体重时的不错选择。

2 白萝卜含有 B 族维生素，可消除疲劳、代谢体内老化废物，还可维持黏膜、神经系统及肌肉健康。

3 白萝卜可利尿、清热解毒、助消化、改善便秘症状，同时还有美容养颜的效果。

白萝卜食用和保存方法

1 白萝卜榨汁与姜汁一起饮用，可改善声音沙哑症状。

2 白萝卜以水清洗后不宜久放，最好尽快食用。未洗的可用纸张包裹后，放入冰箱冷藏，保存期限约一周，但仍应尽快食用。

白萝卜饮食宜忌

1 白萝卜属寒凉蔬菜，体质偏寒、脾胃虚寒及易腹泻者，皆不宜多食。

2 服用参类营养品者不要吃白萝卜，以免影响参类发挥补益作用。

提示 含莴苣苦素，有助于防止癌细胞生成

莴苣

防癌有效成分
莴苣苦素
维生素 A、维生素 C

食疗功效
促进代谢
预防贫血

- **别名：** 剑菜、鹅仔菜、媚仔菜、莴仔菜
- **性味：** 性微寒，味苦甘
- **营养成分：**
维生素 A、维生素 B_1、维生素 B_2、维生素 B_6、维生素 C、维生素 E、维生素 K、钠、钾、钙、磷、铁、镁、锌、烟酸、β-胡萝卜素、莴苣苦素、乳酸、苹果酸、消化酶等

○ **适用者：** 一般大众、骨质疏松者　✗ **不适用者：** 脾胃虚寒者

莴苣为什么能防癌抗癌？

1 莴苣内含 β-胡萝卜素，可于人体内转化为维生素 A，具有维持上皮细胞结构正常、抵抗致癌物的侵入、延缓癌细胞转移、使变异中细胞转为良性的功效。

2 莴苣中的莴苣苦素，可分解食物中的致癌物质，进而防止癌细胞形成。

莴苣主要营养成分

1 莴苣含丰富的维生素 A、维生素 B_1、维生素 B_2、维生素 B_6、维生素 C、维生素 E、维生素 K、烟酸、β-胡萝卜素、莴苣苦素、乳酸、苹果酸、消化酶等营养成分，并含有钠、钾、钙、磷、铁、镁、锌等矿物质。

2 莴苣含有丰富的膳食纤维，有效促进胃肠蠕动，及时排出体内的毒素。

莴苣食疗效果

1 莴苣含有人体所需的重要元素，丰富的钾、钙、磷、铁、镁等能促进神经系统及肺组织细胞的生长，维持血液正常流动，促进新陈代谢。

2 莴苣中的硅、硫、磷等微量元素，都是有益皮肤、毛发、指甲生长的重要成分，经常吃莴苣可防止毛发脱落，令头发乌黑浓密。

3 莴苣含维生素 B_1、维生素 B_2、维生素 B_6，可改善口干舌燥症状，并可提高睡眠质量，有稳定神经的功效；所含维生素 C 还可预防维生素 C 缺乏症。

4 新鲜的莴苣含铁量高，且容易被人体吸收；其叶酸含量较高，对预防贫血很有效，怀孕妇女亦适合食用，但因莴苣偏凉性，产妇熟食为宜。

莴苣食用方法

莴苣生吃不但清脆爽口，还可促进胃肠蠕动，帮助消化与排便。

莴苣饮食宜忌

视力不良或有眼疾者，应少食用莴苣，因吃过多或长期食用莴苣，容易产生中毒反应，使视力下降，甚至引发夜盲症。

提示 富含维生素、硒元素，可提升免疫力，有助于防癌

芦笋

防癌有效成分
维生素 A、维生素 C
维生素 E、氨基酸、硒

食疗功效
健脾益气
减少胆固醇吸收

● **别名：**芦尖、芦伊、石刁柏、苟草

● **性味：**性寒，味甘

● **营养成分：**
蛋白质、烟酸、叶酸、β-胡萝卜素、钾、钙、
铁、维生素 B_1、维生素 B_2、维生素 C 等

○ **适用者：**一般大众、心血管疾病患者　✗ **不适用者：**痛风、尿酸过高、肾功能不佳者

🍎 芦笋为什么能防癌抗癌？

1 芦笋中的维生素 A、维生素 C、维生素 E 及氨基酸等都有防癌抗癌作用；叶酸及烟酸则具有防止癌细胞扩散之效。

2 芦笋中的天门冬氨酸及芦丁，能增加免疫力，抑制炎症反应，并可控制癌细胞异常生长。

3 芦笋含有丰富的硒，能活化免疫系统，提高免疫力，还可刺激抗氧化酶的活性，增强排除自由基的能力。

😊 芦笋主要营养成分

1 芦笋富含蛋白质、氨基酸、微量元素、B 族维生素、维生素 C、烟酸。

2 绿芦笋的笋尖含丰富的维生素 A。

3 芦笋的 β-胡萝卜素含量高，可保护细胞分化不会变异，是很好的抗氧化物质。芦笋内含丰富叶酸，约 5 根芦笋即可达到每日需求量的 1/4。

🐻 芦笋食疗效果

1 芦笋含芦丁、皂苷、植物固醇等特殊成分，有助于改善血管弹性，减少胆固醇的吸收，并可改善血压。

2 芦笋中膳食纤维的含量高，能促进排便，有便秘困扰者可多吃。

☀ 芦笋食用和保存方法

1 芦笋中的叶酸容易被高温破坏，故应避免高温烹调芦笋，以免造成叶酸流失。

2 存放芦笋时，可先以保鲜袋保存再放入冰箱，以保留养分。不过，新鲜芦笋口感较佳，所以买来后应趁鲜食用。

⊕ 芦笋饮食宜忌

1 痛风及尿酸偏高者不宜多吃。

2 芦笋中钾含量高，有肾功能障碍者最好避免摄食。

芦笋炒牛肉

防癌抗癌 + 补充体力

■ 材料：

牛肉丝 200 克，芦笋段 100 克，姜丝、红辣椒丝各 20 克

■ 调味料：

a 蛋白 1/3 个，淀粉 5 克，水 15 毫升，米酒、酱油各 5 毫升

b 酱油 10 毫升，白糖 5 克

■ 做法：

① 将牛肉丝洗净放入小碗中，用调味料 a 腌 5 分钟，和芦笋段分别汆烫备用。

② 用不粘锅加热爆香姜丝，加入牛肉丝、芦笋段、红辣椒丝及调味料 b 略拌炒即可。

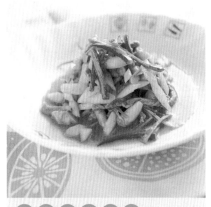

防 癌 保 健 功 效

芦笋含维生素 C、维生素 E、β- 胡萝卜素、叶酸及铁。维生素 C、维生素 E 可抗氧化，铁可协助合成血红蛋白。芦笋是抗癌或康复期间较好的选择。

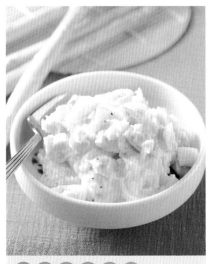

防 癌 保 健 功 效

芦笋富含硒，近年来学者发现，增加硒的摄取量，具有抵抗癌症的效果，可以抑制肿瘤血管新生，避免肿瘤细胞继续生长。

芦笋沙拉

抑制肿瘤血管新生 + 增强免疫力

■ 材料：

芦笋 200 克，鸡蛋 150 克，土豆 200 克

■ 调味料：

盐 5 克，无蛋沙拉酱 45 克

■ 做法：

① 将芦笋洗净去除根部，切段；将土豆洗净去皮，切块；鸡蛋煮约 7 分钟至熟后，剥壳切丁。

② 取锅煮水至沸，将芦笋段烫熟后捞出；再将土豆块煮至熟软后捞出。

③ 将土豆块捣成泥，拌入芦笋段、鸡蛋丁、盐及无蛋沙拉酱即可。

菠菜

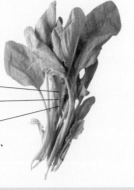

防癌有效成分
β - 胡萝卜素
维生素 E、叶酸

食疗功效
保护视力
促进排泄

- **别名：** 飞龙菜、红根菜
- **性味：** 性凉，味甘
- **营养成分：**
  β-胡萝卜素、膳食纤维、叶酸、镁、铁、钾、钙、维生素 B₆、维生素 C 等

○ **适用者：** 一般大众、便秘困扰者、贫血患者   ✗ **不适用者：** 结石患者

菠菜为什么能防癌抗癌？

1 菠菜含大量 β - 胡萝卜素，可抑制氧化作用，阻止细胞癌化、分裂和繁殖，可使免疫细胞功能增强，抑制癌细胞生长。

2 菠菜是叶酸含量高的蔬菜，属碱性食物，可修复抑癌因子并阻碍肿瘤的蔓延；与维生素 B₁₂ 结合后对人体的修复力更强。

菠菜主要营养成分

1 菠菜含膳食纤维、维生素 B₆、维生素 C、叶酸、β - 胡萝卜素，以及镁、铁、钾、钙等矿物质营养成分。

2 每 100 克菠菜含胡萝卜素约 2.92 毫克，经肝脏代谢后即可成为人体维生素 A 的来源。

菠菜食疗效果

1 菠菜含有大量铁及微量的锰元素，可增加红细胞中的血红蛋白，有效预防贫血。

2 菠菜含 β - 胡萝卜素、叶黄素、B 族维生素等，能保护视力，防治口角溃疡、皮肤炎、夜盲症等。

3 菠菜含有类胰岛素的物质，能维持血糖

稳定，建议 2 型糖尿病患者搭配其他食材烹调食用。

4 菠菜中维生素 C、维生素 E 具有抗氧化作用，能排除低密度脂蛋白，维持血管健康。

5 菠菜含丰富叶绿素，可防止细胞基因损害，维持细胞正常功能；丰富的膳食纤维可促进肠道蠕动，使胃肠道内致癌物质随粪便排出，保持肠道通畅。

菠菜食用方法

1 菠菜因含钙量比含磷量高，所以与其他食材搭配时，应搭配含磷量较高的食物，使摄取钙和磷的比例较为平衡。

2 菠菜若与动物肝脏类食材一起食用，可增强预防贫血的效果。

3 烹调菠菜时，可先用沸水氽烫，以去除 80% 以上的草酸。

菠菜饮食宜忌

1 菠菜含大量草酸，不宜生吃。

2 菠菜食用过量，会阻碍人体对铁、钙等矿物质的吸收。

芹菜

防癌有效成分
β-胡萝卜素
维生素 C、芹菜素

食疗功效
提升免疫力
帮助骨骼发育

- **别名：** 旱芹、药芹
- **性味：** 性凉，味甘
- **营养成分：**
  膳食纤维、β-胡萝卜素、
  维生素 A、维生素 C、钾、
  钙、铁、钠等

○ **适用者：** 一般大众、癌症患者、高血压患者　✗ **不适用者：** 脾胃虚寒者、易腹泻者

芹菜为什么能防癌抗癌？

1. 芹菜含有 β-胡萝卜素，有助于细胞清除自由基，提高人体的免疫力。

2. 芹菜属高纤维食物，经肠内消化作用后会产生一种木质素，可抑制肠内有害菌产生致癌物。

芹菜主要营养成分

1. 芹菜含膳食纤维、β-胡萝卜素、维生素 A、维生素 C、钾、钙、铁等营养成分。

2. 芹菜叶营养成分丰富，其中 β-胡萝卜素、维生素 C、维生素 B_1、蛋白质、钙的含量均高于芹菜茎。

3. 芹菜含铁量较高，是缺铁性贫血患者的最佳选择之一。

芹菜食疗效果

1. 芹菜含芹菜素经实验证明，芹菜素有一定的扩张末梢血管的作用，可辅助降低血压，并在一定程度上预防高血压。

2. 芹菜中的钙、磷含量高，有助于骨骼发育，成长中的儿童和青少年可以多吃。

3. 芹菜含大量维生素 C，能保护细胞、增强白细胞活性，有效去除因压力产生的活性氧，并能阻止亚硝酸盐与胺类结合成亚硝胺致癌物。

4. 芹菜可清胃热，改善小便热痛；也可清热平肝，对于肝火上升引起的高血压有辅助降低之效。

5. 芹菜中的膳食纤维能够协助将胆固醇转变成胆汁，并借由粪便排出体外，有效降低胆固醇。

芹菜食用方法

芹菜叶中的 β-胡萝卜素和维生素 C 比茎含量高，食用时不要将芹菜叶丢掉。

芹菜饮食宜忌

1. 芹菜含钾量较高，肾功能不佳者不宜多吃。

2. 芹菜具降低血压的功效，故血压偏低者或服用降血压药物者，应谨慎食用。

南瓜

防癌有效成分
β-胡萝卜素
维生素C、甘露醇

食疗功效
止咳化痰
增强抵抗力

● **别名**：金瓜、番瓜

● **性味**：性平，味甘

● **营养成分**：
糖类、β-胡萝卜素、钙、磷、维生素A、维生素B₁、维生素C、
维生素P、铬、锌、硒、铜、钴、镍、烟酸、天门冬氨酸

○ 适用者：一般大众、中年男性 **✗ 不适用者**：黄疸者

南瓜为什么能防癌抗癌？

1 南瓜中的 β-胡萝卜素含量为瓜类之冠，可抗氧化，且可抑制癌细胞生长。

2 南瓜中的锌含量很高，能促进人体核酸与蛋白质的合成，可以预防前列腺肿大及癌症的发生。中年男性宜多吃南瓜，以保护前列腺健康。

3 南瓜中的甘露醇具有通便功效，可减少体内毒素，预防结肠癌。

4 南瓜中的果胶会在肠道中形成凝胶状物质，有助排除体内毒素和有害物质，如重金属铅、汞和放射性元素。

5 南瓜中的维生素A可抗氧化，可防癌抗老化，有助于维持组织与器官的健康。

南瓜主要营养成分

南瓜含糖类、β-胡萝卜素、钙、磷、维生素A、维生素B₁、维生素C、维生素P、铬、锌、硒、铜、钴、烟酸等营养成分。

南瓜食疗效果

1 南瓜中的铬能促进胰岛素正常分泌，有助于降低血糖，预防糖尿病。

2 传统医学认为，南瓜性温味甘，可补中益气、消痰止咳，缓解气虚乏力、肋间神经痛、疟疾、痢疾等症状。

3 南瓜含丰富的维生素A，有助于视力保健，对成长中的青少年来说是不可或缺的维生素。

4 南瓜中丰富的膳食纤维会使粪便质地较软，有助于顺利排便。

5 南瓜中的 β-胡萝卜素可防癌，还具有保护心脏、血液循环系统的作用，并能维护黏膜及皮肤健康，增强抵抗力。

南瓜食用方法

南瓜肉及瓜瓤与菠菜或莴苣一起食用，可产生加乘效应，能中和农药、亚硝酸盐及重金属等有害物质，更可增强T淋巴细胞活性，使B淋巴细胞产生抗体。

南瓜饮食宜忌

1 不宜过量食用南瓜，否则皮肤会呈黄色，这是因为色素沉积，虽无毒性，但容易造成体内湿热。

2 南瓜不宜与羊肉同食，以防气滞。

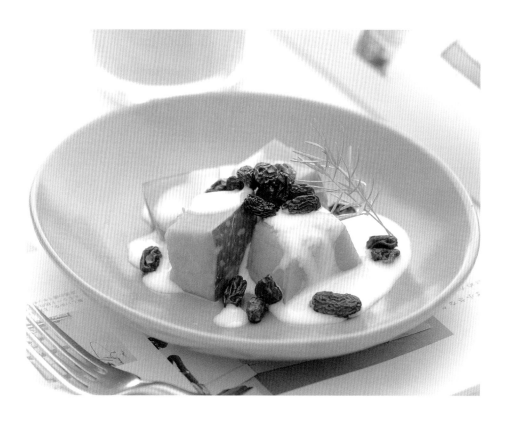

南瓜酸奶

保护肠道＋增强免疫力

■ **材料：**
南瓜 150 克，葡萄干 100 克

■ **调味料：**
脱脂酸奶 350 克，蜂蜜 1 大匙，盐少许

■ **做法：**
① 将南瓜洗净，连皮切成厚约 1.5 厘米的块。
② 将南瓜块放入电饭锅内蒸至熟软。
③ 把蒸熟的南瓜块盛碗，撒上少许盐调味。
④ 再淋上脱脂酸奶与蜂蜜并拌匀，加入葡萄干即可，可依个人喜好点缀上莳萝。

防 癌 保 健 功 效

南瓜富含 β - 胡萝卜素，可抑制癌细胞增生；甘露醇有通便功效，可预防结肠癌；葡萄干含葡萄多酚类，抗氧化性强，能抑制癌细胞生长。

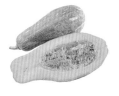

南瓜排骨汤

高纤清肠 + 抑制癌细胞

■ 材料：

南瓜块 100 克，排骨块 80 克，百合 30 克，
红甜椒 50 克

■ 调味料：

盐 1/4 小匙，香油 1/2 小匙

■ 做法：

① 将洗净的南瓜块、排骨块、百合和红甜椒入锅，
加适量清水煮熟。

② 加入调味料，搅匀即可。

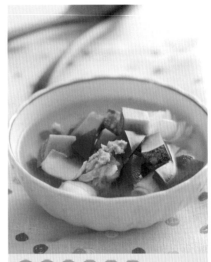

防 癌 保 健 功 效

　　南瓜富含 β－胡萝卜素，有抑
制癌细胞生长之效；连皮烹调的南
瓜则富含膳食纤维，有助于排除体
内有毒物质。

咖喱南瓜鸡肉饭

润肠通便 + 防结肠癌

■ 材料：

南瓜 120 克，鸡胸肉 60 克，糙米 1 杯，姜 3 片，
西蓝花 40 克

■ 调味料：

水淀粉 10 克，橄榄油 2 大匙，咖喱粉 30 克，
盐适量

■ 做法：

① 将糙米洗净，浸泡约半小时后，用电饭锅煮
熟，备用；西蓝花焯水，备用。

② 将洗净的南瓜切块、鸡胸肉切丁、姜切细丝，
备用。

③ 用油爆香姜丝，放入鸡胸肉丁、南瓜块炒熟
后，加入半杯水煮开，最后加入咖喱粉与盐，
用水淀粉勾芡，淋在糙米饭旁，最后点缀上
西蓝花即可。

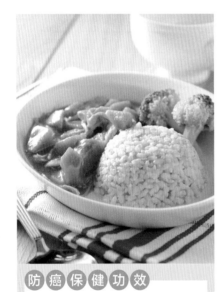

防 癌 保 健 功 效

　　南瓜除含有丰富的抗癌植化
素——β－胡萝卜素外，内含的甘露
醇具有通便效果，可减少粪便中毒素
对人体的危害，预防结肠癌。

南瓜豆浆

预防乳腺癌 + 增强免疫力

■ 材料：

豆浆 250 克，南瓜 250 克，干百合 30 克，
水 500 毫升

■ 调味料：

蜂蜜 15 克

■ 做法：

① 将南瓜去皮、去籽后洗净切块状，干百合洗
净后浸泡一夜。

② 在锅内倒入 500 毫升清水煮沸后，放入南瓜
块和百合，用小火炖至南瓜块熟软，再倒入
豆浆煮沸。

③ 加入少许蜂蜜调匀即可。

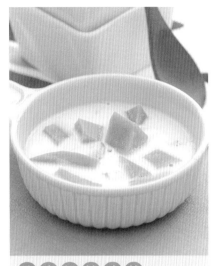

防癌保健功效

　　适当食用豆制品可降低患乳腺
癌的概率。南瓜含 β - 胡萝卜素，
可抑制癌细胞生长。干百合可增强
免疫力，功效媲美西洋参。

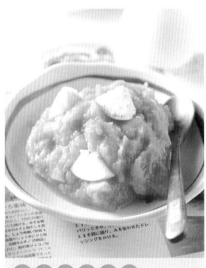

防癌保健功效

　　南瓜中丰富的抗癌成分——
β - 胡萝卜素，除在体内可转化为
维生素 A 外，还能抑制活性氧对细
胞膜的伤害。

南瓜乳酪泥

抑制活性氧 + 健康防癌

■ 材料：

南瓜块 150 克，乳酪 1 片，鸡蛋 1 个

■ 调味料：

盐 15 克，橄榄油 15 毫升

■ 做法：

① 将洗净的南瓜块放入锅中，用大火蒸约 20
分钟，压成泥状；将鸡蛋放入沸水中，煮约
7 分钟，剥壳、切小块，备用。

② 将盐、橄榄油、乳酪加入步骤①中材料，趁
热拌匀即可。

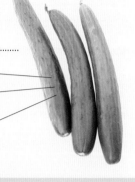

提示 抗菌消炎，促进新陈代谢

黄瓜

防癌有效成分
葫芦素、维生素C
丙氨酸、芦丁

食疗功效
清热解毒
提升免疫力

● **别名：** 胡瓜、刺瓜、花瓜

● **性味：** 性凉，味甘

● **营养成分：**
糖类、维生素A、B族维生素、维生素C、
β-胡萝卜素、膳食纤维、钙、钾、磷等

○ **适用者：** 一般大众、胆固醇过高者、肥胖者　✗ **不适用者：** 慢性支气管炎患者

🍎 黄瓜为什么能防癌抗癌？

1 黄瓜蒂头含有较多的苦味，苦味成分为葫芦素C，经实验证明，这种物质具有明显的抗肿瘤作用，吃黄瓜时，最好一起食用。

2 黄瓜除含丰富水分外，还有抗氧化成分，能延缓癌细胞生长，抑制癌细胞四周血管增生。

3 黄瓜中的维生素E，可促进细胞分裂，延缓人体衰老，具有利尿功效，减少脂肪堆积，对肥胖、心脏病、乳腺癌等都有一定的预防功效。

🌻 黄瓜主要营养成分

　　黄瓜含糖类、膳食纤维、维生素A、B族维生素、维生素C、维生素E、维生素K、叶酸、泛酸、β-胡萝卜素、多种氨基酸，以及钙、钾、磷、钠、铜、镁等矿物质。

🦷 黄瓜食疗效果

1 黄瓜丰富的膳食纤维及水分，不仅能促进胃肠蠕动，还可加速体内废物的排泄，并能降低胆固醇。

2 黄瓜含有一种名为丙醇二酸的物质，可抑制体内糖类物质转变为脂肪，对减重很有帮助。

3 黄瓜性凉味甘，入肺、胃、大肠经，具有清热解毒、利水消肿、生津止渴、祛湿降压等功效。

4 黄瓜中的维生素C与酶，可促进新陈代谢，是美颜圣品。

5 黄瓜所含的钾具有加速血液新陈代谢、排除体内多余盐分的作用。能促进幼儿肌肉组织的生长发育，成人常吃可保持肌肉弹性、防止血管硬化。

☀ 黄瓜食用方法

　　黄瓜快炒、煮汤、榨汁饮用，都有清凉退火的功效。

🩺 黄瓜饮食宜忌

　　黄瓜性凉，胃寒及慢性支气管炎患者发作期时，均不宜食用。

44

黄瓜炒肉片

高纤抗癌 + 促进消化

■ 材料：

小黄瓜 120 克，猪瘦肉 80 克，葱段适量

■ 调味料：

盐、油、酱油、淀粉各适量

■ 做法：

① 将小黄瓜洗净，切成滚刀块。

② 将猪瘦肉洗净切片，放入酱油、淀粉与盐腌好。

③ 锅中热油，再放入猪瘦肉片与葱段，以大火拌炒。

④ 猪瘦肉片炒至 8 分熟后，放入小黄瓜块及适量盐拌炒即可。

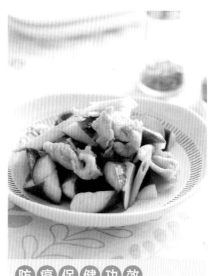

防癌保健功效

　　小黄瓜富含维生素 C，有消除自由基之效，可抗癌；且富含水溶性膳食纤维，能在肠道中与致癌物结合，一起排出体外，预防癌症。

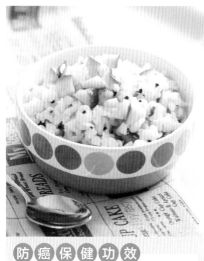

防癌保健功效

　　薏苡仁可增强免疫力，能预防癌症并降低血脂，而且丰富的膳食纤维有助于排除体内废物。小黄瓜所含维生素 C 可抗氧化。

养生黄瓜薏苡仁饭

防癌抗氧化 + 降低血脂

■ 材料：

小黄瓜 2 根，薏苡仁 50 克，大米 40 克

■ 做法：

① 将薏苡仁与大米洗干净，放入电饭锅中并加入清水，蒸熟。

② 将小黄瓜洗净，切成小丁备用。

③ 饭蒸好后，将黄瓜丁撒在薏苡仁饭上即可。

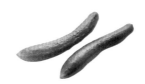

苦瓜

防癌有效成分
维生素C、烟酸
苦瓜苷

食疗功效
清肝明目
抗氧化

● **别名：** 锦荔枝、凉瓜

● **性味：** 性寒，味苦

● **营养成分：**
糖类、膳食纤维、B族维生素、维生素C、β-胡萝卜素、钙、磷、苦瓜苷、苦瓜素等

○ **适用者：** 一般大众、糖尿病患者　✗ **不适用者：** 生理期女性

苦瓜为什么能防癌抗癌？

1 苦瓜含有的苦瓜苷，是存在于苦瓜中的一种活性物质，可增强胰岛细胞活性，达到降低血糖的目的。

2 苦瓜能促进有毒物质或致癌物质的排出，降低癌症发生率。

3 苦瓜含有多种氨基酸及矿物质，平时可增强人体免疫能力，活化T淋巴细胞，提升抑制肿瘤成长的能力。

苦瓜主要营养成分

苦瓜含有丰富的维生素C，含量远高于丝瓜、甜瓜、西红柿、苹果，有益于调节身体新陈代谢，增强免疫力，促进受伤皮肤愈合。

苦瓜食疗效果

1 能有效帮助机体控制血糖水平，有助于预防糖尿病。对糖尿病患者来说，苦瓜是一种不错的降糖食材。

2 苦瓜富含维生素C，具有抗氧化、增强免疫力、美白肌肤等功效。

3 中医认为，苦瓜具有清热、解毒、消暑的功效，可治热病，如中暑、皮肤生斑、毒疮、目赤肿痛等症状；苦味可中和胃酸、刺激唾液及消化液分泌，增进食欲并改善消化不良的症状；有助于缓解因燥热产生的腹泻、痢疾症状。

苦瓜食用方法

苦瓜凉拌、清炒、煮汤、腌渍均可。若想去除苦味，可先汆烫后再烹煮。

苦瓜饮食宜忌

1 苦瓜内含草酸，若食用过量，将影响钙和锌在肠道中的吸收，烹调前最好先汆烫，可去除过多的草酸。

2 苦瓜性寒，女性生理期不宜食用；脾胃较弱的人也不可过量食用。

咸蛋苦瓜

增强免疫力 + 预防白血病

■ **材料：**

苦瓜 300 克，咸蛋 200 克，葱花适量

■ **调味料：**

盐 2 克，橄榄油 5 毫升

■ **做法：**

① 将苦瓜洗净切片备用。

② 将咸蛋剥壳切块备用。

③ 在锅中热油，加入苦瓜片拌炒后，再加入咸蛋块略炒即可盛盘，最后撒上葱花装饰。

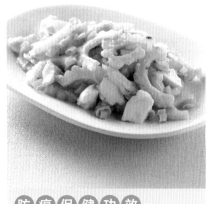

防 癌 保 健 功 效

　　苦瓜中的蛋白质成分及维生素 C，能刺激体内免疫系统运作，增强巨噬细胞吞噬能力，临床上对防治淋巴肉瘤和白血病有功效。

菠萝苦瓜鸡汤

抑制肿瘤增生 + 降低胆固醇

■ **材料：**

菠萝 100 克，苦瓜 300 克，鸡腿肉 200 克，姜 2 片

■ **调味料：**

盐 1 小匙

■ **做法：**

① 将苦瓜去籽洗净，切块氽烫后，用少许盐腌拌备用。

② 将鸡腿肉切块，洗净氽烫；菠萝去皮，洗净切块。

③ 将苦瓜块、菠萝块、鸡腿肉块和姜片加水煮沸后，再用小火慢炖 1 小时，最后加盐调味即可。

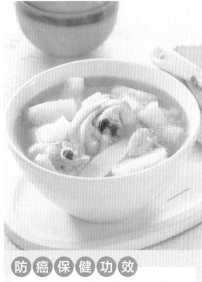

防 癌 保 健 功 效

　　苦瓜中的苦瓜苷，是一种具有防癌功效的植化素，可抑制癌细胞分泌蛋白酶，控制恶性肿瘤生长。

西红柿

防癌有效成分
番茄红素
B 族维生素、维生素 C

食疗功效
预防癌症
降低血压

- **别名：** 番茄、洋柿子、番李子

- **性味：** 性微寒，味甘酸

- **营养成分：**
  维生素 A、B 族维生素、维生素 C、番茄红素、
  β-胡萝卜素、磷、铁、钾、钠、镁等

○ **适用者：** 一般大众　✗ **不适用者：** 脾胃虚寒者、痛经女性、急性肠胃炎患者、急性细菌性痢疾患者

西红柿为什么能防癌抗癌？

1 西红柿中的番茄红素具有抗氧化能力，可清除导致人体衰老和生病的自由基，预防心血管疾病的发生，有效降低癌症的发生风险。

2 西红柿中的维生素 C，可提升体内维生素 E 的利用率，在胃中可以减少致癌物质的生成。

西红柿主要营养成分

西红柿的维生素 C 含量高，高于苹果、西瓜。

西红柿食疗效果

1 西红柿含有谷胱甘肽，可维护细胞正常代谢，抑制酪氨酸酶的活性，延缓细胞老化，并预防心血管疾病。

2 西红柿含钾及维生素 C，提高血糖代谢能力，改善高血糖症状。

3 西红柿中的柠檬酸、苹果酸可分解脂肪，促进消化；柠檬酸还可防止维生素 C 被破坏。

西红柿食用方法

西红柿中的番茄红素属于油溶性植化素，烹煮时细胞壁和组织被破坏，会释放出更多的番茄红素。

西红柿饮食宜忌

1 未成熟的青涩西红柿切勿食用，因内含龙葵素，食用后容易出现恶心、呕吐、全身疲乏等不适现象。

2 空腹时不宜食用西红柿。

3 急性肠胃炎、急性细菌性痢疾患者，不宜食用西红柿。

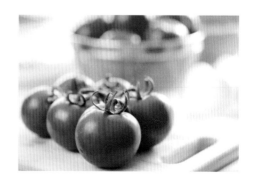

西红柿炒蛋

高纤排毒 + 预防细胞癌化

■ 材料：
鸡蛋 150 克，西红柿 50 克，洋葱 20 克，
芹菜叶 10 克

■ 调味料：
盐适量

■ 做法：
① 将鸡蛋液加盐打匀成鸡蛋糊；西红柿用开水
　烫后去皮切丁；洋葱洗净切丝；芹菜叶洗净。
② 将西红柿丁、洋葱丝和芹菜叶放入鸡蛋糊内，
　拌匀备用。
③ 用大火热锅后，倒入步骤 2 中材料并炒散，
　炒至呈金黄色即可。

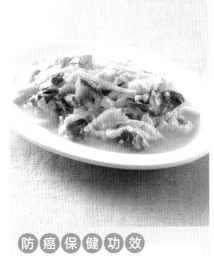

防 癌 保 健 功 效

　　洋葱、西红柿和芹菜叶都含有
丰富的膳食纤维，有助于排除肠道
有毒物质，预防肠道细胞癌化。鸡
蛋富含维生素 B_2，可防癌抗癌。

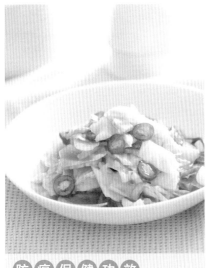

西红柿炒圆白菜

抑制肿瘤生长 + 预防前列腺癌

■ 材料：
圆白菜 500 克，圣女果 600 克，大蒜适量

■ 调味料：
盐适量，橄榄油 20 毫升

■ 做法：
① 将圆白菜、大蒜、圣女果洗净后切片。
② 在锅中热油，放入蒜片与西红柿片炒香。
③ 将圆白菜片放入一起拌炒，加入盐调味即可
　盛盘。

防 癌 保 健 功 效

　　西红柿富含番茄红素，番茄红
素具有很强的抗氧化性，可帮助体
内清除过多的过氧化物，对抑制肿
瘤生长及预防前列腺癌有明显功效。

西红柿豆腐瘦肉汤

增强免疫力＋降低患癌率

■ **材料：**

西红柿 400 克，豆腐 300 克，水 2000 毫升，
小白菜 400 克，瘦肉 100 克

■ **调味料：**

食用油适量，姜末 5 克，盐 5 克，香油 5 毫升

做法：

① 将瘦肉洗净切片，用少许盐腌制片刻。

② 西红柿洗净切片；豆腐洗净，先剖半再切片；
小白菜洗净切小段。

③ 锅中加油，大火爆香姜末片刻，放 2000 毫
升水煮沸后转小火，再放入西红柿片、豆腐片、
瘦肉片及小白菜段，煮沸熄火，用香油及盐
调味即可。

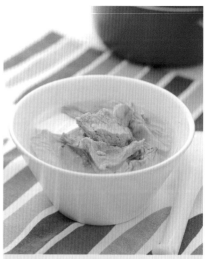

防癌保健功效

　　小白菜含多糖体，可抗癌。西
红柿含番茄红素，能降低患癌风险；
所含维生素 C 抗氧化功能强，可提
高免疫力并防癌。

柳橙西红柿汁

预防肠癌＋高纤排毒

■ **材料：**

橙子 100 克，西红柿 80 克，西芹 30 克

■ **调味料：**

盐少许

■ **做法：**

① 将橙子去皮切丁，西红柿（可视个人口味去
皮）和西芹洗净切丁。

② 将切好的蔬果丁及盐放入果汁机内搅匀打成
汁，倒入杯中即可。

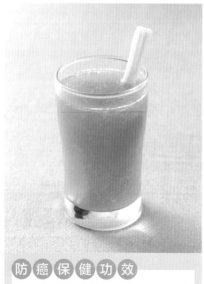

防癌保健功效

　　橙子含维生素 C，可降低亚硝
酸盐产生的致癌性物质。西红柿含
番茄红素，能抑制癌细胞生长。西
芹的膳食纤维能清除肠道废物。

提示 含绿原酸，是最强效的抗氧化剂之一

茄子

防癌有效成分
绿原酸
维生素C、维生素P

食疗功效
预防动脉硬化
改善更年期不适症状

- **别名：** 茄仔、矮瓜、红皮菜

- **性味：** 性凉，味甘

- **营养成分：**
  B族维生素、维生素C、维生素P、β-胡萝卜素、花青素、绿原酸、皂苷、钙、磷、铁、钾、铜、镁等

○ 适用者： 一般大众、更年期妇女　　**✗ 不适用者：** 易咳嗽者、长疮者

🍎 茄子为什么能防癌抗癌？

茄子含有丰富的抗氧化植化素——绿原酸，绿原酸是植物组织产生的强效抗氧化剂之一，有助于维护细胞活力，减少坏胆固醇，并有助于抑制癌细胞。

⚙ 茄子主要营养成分

1 茄子含大量的钾。人体中的钾有着重要的生理功能，能维持细胞内的渗透压，参与能量代谢过程，有利于血管的正常扩张。

2 茄子含有B族维生素、β–胡萝卜素、钙、磷、镁、钾、铁、铜、膳食纤维等营养成分。

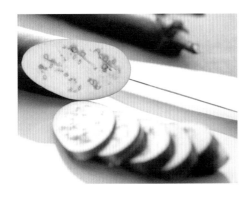

🏠 茄子食疗效果

1 茄子富含维生素P，可软化毛细血管，防止毛细血管出血，增强血管抵抗力，故能预防动脉硬化、高血压。

2 茄子含有植物性激素，对受更年期困扰的女性而言，是改善更年期不适症状的天然健康食物。

3 茄子性凉味甘，具有清热、活血、止痛、消肿等功效。

☀ 茄子食用方法

烹煮茄子时最好不要用油炸的方式，以免维生素P流失。

✚ 茄子饮食宜忌

1 茄子偏寒，所以孕妇、脾胃虚寒及患有特应性皮炎的人不宜多吃茄子。

2 茄子含有一种叫茄碱的物质，有些人群对此有过敏反应，包括喉咙痒、皮疹等，这类人群慎食。

胡萝卜

防癌有效成分
β－胡萝卜素
木质素、淀粉酶

食疗功效
保肝
预防夜盲症

- **别名：**红菜头
- **性味：**性温，味甘辛
- **营养成分：**
维生素 A、维生素 B₁、维生素 B₂、维生素 C、膳食纤维、钾、钙、铁、β-胡萝卜素等

○ **适用者：**一般大众、夜盲症患者、贫血患者　✗ **不适用者：**肾功能不佳者

胡萝卜为什么能防癌抗癌？

1 胡萝卜中的大量木质素，能提高体内巨噬细胞吞噬癌细胞的活力，具有防癌的功效。

2 胡萝卜含有大量的果胶物质，可排除人体内有害的汞成分。

3 胡萝卜含有大量的 β－胡萝卜素，在人体内可转化为维生素 A，有预防呼吸道感染、调节新陈代谢、增强抵抗力的作用。

4 胡萝卜中的淀粉酶，能协助糖类的分解，强化肠道功能。

胡萝卜主要营养成分

1 胡萝卜含 α－胡萝卜素、β－胡萝卜素、γ－胡萝卜素、番茄红素、维生素 B₁、维生素 B₂、花青素等。

2 胡萝卜的 β－胡萝卜素含量远高于白萝卜及一般蔬菜。

胡萝卜食疗效果

1 胡萝卜中的膳食纤维，可促进胃肠蠕动，有助于提升消化能力。

2 胡萝卜含钾丰富，钾离子能帮助血管扩张，维持血管通畅，并调节血压。

3 中医认为，胡萝卜有健脾消食、润肤滑肠、养肝明目的功效，常用来治疗久痢食积、夜盲症、营养不良、食欲不振、皮肤干燥等。

胡萝卜食用方法

β－胡萝卜素多存在于皮下，建议烹煮时尽量不要削皮，但须注意外皮应保持清洁。

胡萝卜饮食宜忌

β－胡萝卜素为脂溶性植化素，所以最好使用油脂快炒，以帮助其吸收。

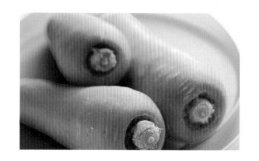

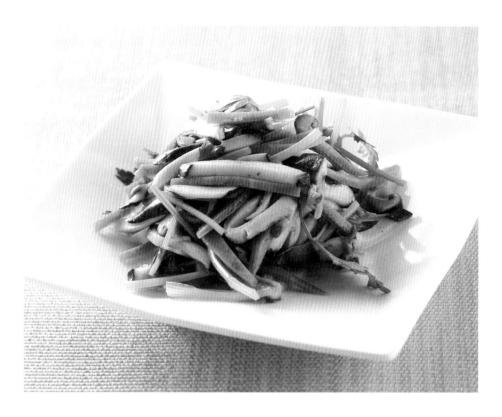

胡萝卜炒鲜菇

促进肠道蠕动 + 增强免疫力

■ **材料：**

胡萝卜 100 克，鲜香菇 20 克，香菜 60 克

■ **调味料：**

酱油 10 毫升，香油 5 毫升，盐 5 克，淀粉少许，橄榄油 10 毫升

■ **做法：**

① 将鲜香菇洗净切细丝，加入酱油、香油、淀粉，拌匀放置备用。

② 将胡萝卜洗净，切细丝。

③ 将香菜洗净，切小段。

④ 在锅中热油，将腌渍好的香菇丝爆香后，加入胡萝卜丝、香菜段同炒，盖上锅盖，改用小火焖熟后，加盐调味即可。

防癌保健功效

胡萝卜含丰富的 β - 胡萝卜素，是强力抗氧化剂，可预防上皮细胞癌化。香菇和胡萝卜均含丰富的膳食纤维，有助于肠道蠕动，预防大肠癌。

胡萝卜竹笋汤

清除自由基 + 防癌抗癌

■ 材料：
竹笋 120 克，胡萝卜 250 克，海带 25 克

■ 调味料：
盐适量

■ 做法：
① 将所有材料洗干净，切成小块。
② 把步骤①材料放入锅中，加适量清水熬煮成汤，最后加盐调味即可。

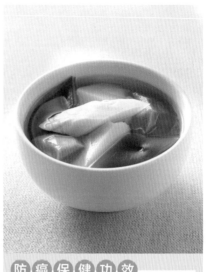

（防）（癌）（保）（健）（功）（效）

　　胡萝卜含硫代葡萄糖苷，经消化后会产生抗癌成分。另含莱菔子素、维生素 C，能抗菌并抑制体内过氧化物生成，具有防癌作用。

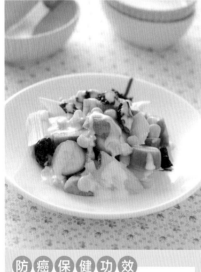

（防）（癌）（保）（健）（功）（效）

　　胡萝卜含丰富的胡萝卜素，其中便包括 α - 胡萝卜素。研究发现，多摄取 α - 胡萝卜素，可显著降低患卵巢癌的概率。

胡萝卜酸奶沙拉

低脂高纤 + 预防卵巢癌

■ 材料：
胡萝卜 100 克，小黄瓜 50 克，西芹 30 克，玉米粒 15 克，葡萄干 5 克

■ 调味料：
酸奶 3 大匙

■ 做法：
① 将胡萝卜、小黄瓜洗净切小块；西芹洗净切段。
② 将小黄瓜块、胡萝卜块和西芹段摆盘，加上玉米粒和葡萄干。
③ 淋上酸奶即可。

提示 含多种防癌植化素，有效提升免疫力，预防癌症

山药

防癌有效成分
薯蓣皂苷元
薯蓣多糖体

食疗功效
修复黏膜
稳定血糖

- **别名**：淮山、薯蓣
- **性味**：性平，味甘
- **营养成分**：
  B 族维生素、维生素 C、维生素 K、钾、钙、铁、β-胡萝卜素、皂苷等

○ **适用者**：一般大众、更年期女性　✗ **不适用者**：易腹胀者、严重便秘者

🍎 山药为什么能防癌抗癌？

1 山药含有皂苷。实验结果证明，皂苷除了可预防化学物质引起的肺肿瘤，还可防止亚硝酸盐引起的癌化现象。

2 山药中的薯蓣多糖体，可激活 T 淋巴细胞及巨噬细胞，产生干扰素，提高人体免疫力，抑制癌细胞成长。

☀ 山药主要营养成分

山药含有 B 族维生素、维生素 C、维生素 K，钾、钙、铁、β－胡萝卜素、皂苷等营养成分。

🦷 山药食疗效果

1 山药含 9 种人体不能自制的氨基酸，可提供人体细胞更新、代谢所需营养。

2 山药中的黏液多糖物质进入胃肠道后，可促进蛋白质和淀粉的分解及吸收，且黏液多糖物质与有机盐结合，可维持骨骼和软骨的弹性。

3 山药含有大量黏蛋白，是一种多糖蛋白质的混合物，对人体有特殊的保健作用，能预防心血管系统的脂肪沉积，保持血管弹性，防止动脉硬化发生。

☀ 山药食用方法

山药烹调时间若过长，其中的淀粉酶易遭到破坏，进而降低促进消化的能力。

🏥 山药饮食宜忌

1 燥热体质的人、肠胃容易胀气的人及严重便秘者尽量少吃。

2 因山药中含植物碱，烹煮时最好不要用铁器。

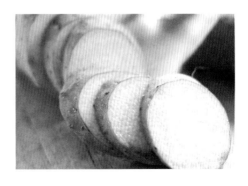

山药炒肉末

修复黏膜 + 防癌抗癌

■ **材料：**
山药 200 克，肉末 50 克，香菜 20 克

■ **调味料：**
酱油 1 大匙，糖 1/2 小匙，胡椒粉 1/6 小匙，醋、橄榄油各 1 小匙

■ **做法：**
① 将山药去皮洗净，切圆厚片；香菜洗净，切碎备用。
② 橄榄油入锅，加入肉末及酱油、糖、胡椒粉和醋炒匀备用。
③ 另起锅将山药片煎至金黄色，拌入步骤②材料炒匀，再加香菜拌匀即可。

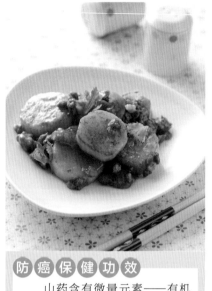

防癌保健功效
　　山药含有微量元素——有机锗，可抑制癌细胞转移，并可促进干扰素生成及增加 T 淋巴细胞数量，抑制肿瘤细胞的增殖。

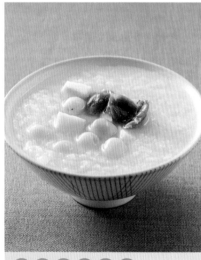

防癌保健功效
　　山药富含多种营养物质，能帮助消化，还可促进体内免疫细胞增生，抑制细胞癌变。糯米能改善造血功能，促进肠道健康。

山药莲子粥

提高免疫力 + 促进新陈代谢

■ **材料：**
山药 100 克，糯米 100 克，莲子 30 克，桂圆 30 克

■ **调味料：**
冰糖 10 克

■ **做法：**
① 将莲子浸水泡软；糯米洗净；山药去皮洗净切成块状。
② 在锅内放入糯米、莲子及适量清水，以大火煮沸，再以小火熬煮约 1 小时。
③ 加入山药块与桂圆一起煮，充分煮软后，加冰糖调味即可。

土豆山药汤

抑制细胞癌化 + 增强免疫力

■ **材料：**
土豆 60 克，山药 40 克

■ **调味料：**
盐少许，欧芹末 1/4 大匙

■ **做法：**
① 将土豆、山药洗净，去皮切块。
② 将土豆块、山药块放入锅中，加入适量清水煮熟，加盐调味，再撒上欧芹末即可。

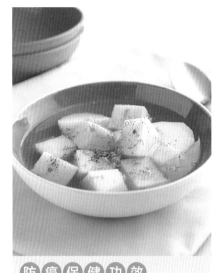

防癌保健功效

土豆含抗坏血酸，可抑制体内自由基生成，防止细胞癌化。山药可促进身体免疫细胞增生，并可抑制细胞突变。

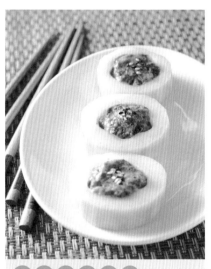

防癌保健功效

黄瓜可解毒消肿，提高免疫力，有益于治疗慢性肝炎；搭配山药同食，能起到一定的美颜抗老、预防癌症的作用。

黄瓜酿紫山药泥

解毒消肿 + 防癌抗老

■ **材料：**
紫山药 300 克，大黄瓜 600 克

■ **调味料：**
盐少许

■ **做法：**
① 将大黄瓜去皮，洗净，切段，中间挖成空心。
② 将紫山药去皮洗净后蒸熟，磨成泥状，再加入盐调味。
③ 将紫山药泥填入大黄瓜空心中，再蒸熟即成。

洋葱

防癌有效成分
大蒜素
β - 胡萝卜素

食疗功效
杀菌解毒
改善血压

- **别名：** 葱头、玉葱
- **性味：** 性温，味甘辛
- **营养成分：**
  维生素 A、B 族维生素、维生素 C、膳食纤维、β-胡萝卜素、大蒜素、钾、钙、铁、硒等

○ **适用者：** 一般大众、消化不良者　✗ **不适用者：** 易胀气者、身体有炎症者

洋葱为什么能防癌抗癌？

1. 洋葱中的槲皮素，是多酚的一种，能对抗自由基，直接抑制癌细胞及致癌、促癌因子。

2. 洋葱中的大蒜素及硫化物，可促进身体对维生素 B_1 的吸收，具有抗氧化作用，能预防细胞癌化，活化神经细胞。

3. 洋葱中的微量元素——硒，可提升身体抗氧化性，还可以拮抗重金属致癌物质，如铅、镉、汞等，降低患癌率。

洋葱主要营养成分

洋葱含有钾、维生素 C、叶酸、锌、硒及膳食纤维等营养成分，是低脂肪、低胆固醇、低钠的健康食材。

洋葱食疗效果

1. 洋葱中的硫化物能降低体内血糖，提高血液中胰岛素浓度，有助于控制血糖。

2. 洋葱含钙量高，停经后的女性常吃洋葱，有助于预防骨质疏松。

3. 洋葱中的硫化物、含硫氨基酸等物质，可增加血液中高密度脂蛋白含量，减少低密度脂蛋白含量。

4. 洋葱含大量大蒜素，具有很强的杀菌力。

5. 洋葱中丰富的膳食纤维可促进肠道蠕动，加速排出体内毒素。

洋葱食用和保存方法

1. 洋葱中的大蒜素会让人不自主地流泪，切洋葱前将其泡于热水中，可避免此现象。

2. 洋葱中的大蒜素容易因高温而失去活性，最好以大火快炒，以保留大蒜素。

3. 洋葱不要跟鸡蛋一起保存，蛋壳有气孔，洋葱气味会渗透进鸡蛋里，进而导致鸡蛋变质。

洋葱饮食宜忌

洋葱含硫化物，不宜食用过量，以免导致胀气、皮肤过敏等症状。

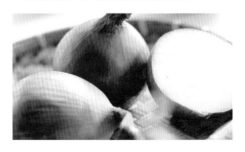

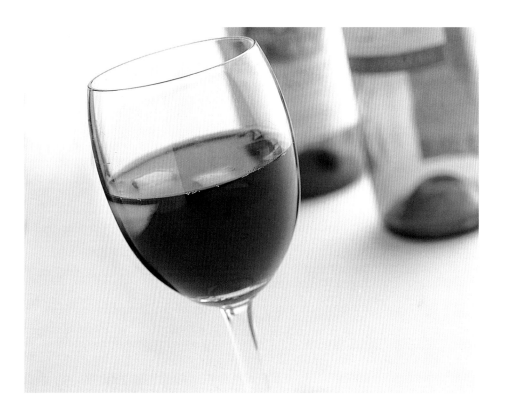

洋葱葡萄酒

防癌抗癌 + 延缓细胞氧化

■ **材料：**

洋葱 500 克，葡萄酒 500 毫升，玻璃瓶 2 个

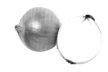

防癌保健功效

　　葡萄果皮与果肉间有抗癌成分——白藜芦醇，葡萄酒中相应也有此成分。葡萄酒搭配富含防癌植化素的洋葱，是一道风味独特的保健饮品。

■ **做法：**

① 将洋葱洗净去皮，切片。

② 将洋葱片放入瓶中，再倒入葡萄酒。

③ 把瓶盖密封好，在阴凉处放置 7 天。

④ 一周后将洋葱片过滤，再将洋葱葡萄酒与洋葱片分别放入两个玻璃瓶中，放入冰箱中保存。

⑤ 每次饮用约 25 毫升，每天饮用 2 次，搭配洋葱片一起食用。

洋葱炒蛋

防止细胞突变 + 抗癌杀菌

■ 材料：
洋葱 250 克，鸡蛋 150 克

■ 调味料：
橄榄油 2 小匙，盐 1 小匙

■ 做法：
① 将洋葱洗净，去皮切丝；鸡蛋打成蛋液，备用。
② 在锅中热油，用小火把洋葱丝慢慢炒至透明。
③ 将蛋液和盐均匀撒在洋葱丝上后转大火，待蛋液半凝固时，炒匀即可。

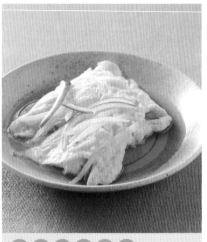

防 癌 保 健 功 效

　　洋葱富含膳食纤维，可促进肠道蠕动，平衡肠道菌群，预防肠道细胞癌变；还富含硫化物，具有抗氧化及抑菌功能；内含硒，可增强免疫力。

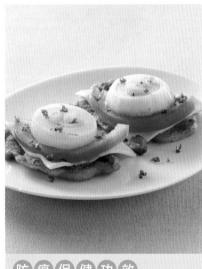

防 癌 保 健 功 效

　　洋葱含有大量类黄酮植化素，能吸收金属离子，清除氧化自由基，降低细胞氧化伤害，具有抑制癌细胞生长的功效。

焗烤洋葱肉片

清除自由基 + 减少氧化伤害

■ 材料：
里脊肉 2 片，洋葱 50 克，奶酪片 10 克，西红柿 2 片

■ 调味料：
欧芹末 1/4 大匙

■ 做法：
① 将洋葱洗净，切圆片。
② 将里脊肉煎熟，铺上奶酪片及西红柿片。
③ 另起锅用小火将洋葱片炒软，铺在西红柿片上，盖上锅盖闷熟，装盘撒上欧芹末即可。

什锦洋葱汤

抑制癌细胞 + 抗氧化

■ 材料：

洋葱 150 克，青椒 30 克，圆白菜 40 克，
西红柿 50 克

■ 调味料：

无盐奶油 2 小匙，盐 1/2 小匙，黑胡椒粉 1/4
小匙

■ 做法：

① 将所有材料洗净。将洋葱、西红柿切丁；青
椒切片；圆白菜切块。

② 在炒菜锅中加入无盐奶油，奶油熔化后加入
洋葱丁炒至金黄色，再加入青椒片炒软。

③ 最后放入圆白菜块、西红柿丁，并加入适量
的水煮沸。

④ 加入盐及黑胡椒粉调味即可。

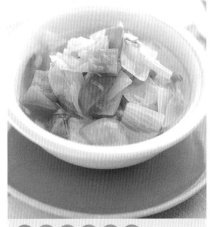

防癌保健功效

洋葱含有槲皮素，能对抗自由
基，可直接抑制癌细胞，并具有对
抗致癌、促癌因子的作用，能有效
发挥抗癌防癌作用。

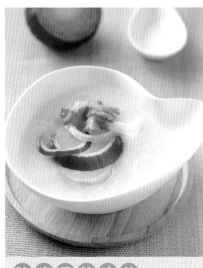

防癌保健功效

洋葱的含硫挥发性物质成分，
可抑制多种肿瘤的形成、生长和增
生，并能抑制肠道有害物质转变为
致癌物。

元气洋葱粥

预防肠癌 + 抑制肿瘤增生

■ 材料：

紫洋葱 100 克，大米 200 克

■ 调味料：

盐 1/2 小匙

■ 做法：

① 将紫洋葱洗干净，去皮切细丝。

② 将大米清洗干净，与洋葱丝一起放入锅中，
加入清水煮成粥。

③ 加盐调味即可，可依个人喜好加上香菜。

大蒜

防癌有效成分
大蒜素、硒、大蒜素

食疗功效
延缓老化
活化细胞

- **别名：** 葫、胡蒜、蒜头

- **性味：** 性温，味辛

- **营养成分：**
  维生素 B_1、维生素 B_2、烟碱酸、维生素 C、钙、磷、铁、锌、硒、铜、镁、锗、大蒜素等

○ **适用者：** 感冒患者、心血管疾病患者、癌症患者　　✗ **不适用者：** 肠胃疾病患者、肝病患者

🍎 大蒜为什么能防癌抗癌？

1 大蒜含有丰富的硒，可防止体内亚硝胺合成，延缓细胞老化，提升免疫力，抑制癌细胞生长。

2 大蒜中的大蒜素能增强巨噬细胞功能，破坏癌细胞染色体,提升人体免疫功能。

😊 大蒜主要营养成分

　　大蒜含有维生素 B_1、维生素 B_2、烟酸、维生素 C、钙、磷、铁、锌、硒、铜、镁、锗、大蒜素等营养成分。

🦷 大蒜食疗效果

1 大蒜可促进胃液分泌，强化胃液中蛋白分解酶活性。

2 大蒜可促进肠液分泌，增强肠液中糖类分解酶的作用。

3 大蒜中的多种含硫化合物，可抑制细菌生长和繁殖，具有杀菌作用。

4 大蒜含有维生素 B_1，是糖类代谢中不可缺少的辅酶，可帮助糖类代谢正常进行，使血液处于健康的碱性状态。

5 大蒜素可抑制血小板非正常凝结，进而防止血栓形成，具有预防高血压的作用。

☀ 大蒜食用方法

　　大蒜食用前应去除外膜。

➕ 大蒜饮食宜忌

1 腹泻期间不宜食用大蒜，以免大蒜素刺激肠壁，造成血管进一步充血，进而发生水肿，使更多的组织液进入肠内，加剧腹泻。

2 生吃大蒜后，不宜饮用热茶、热汤，以免刺激胃部。

3 大蒜内含有大蒜素，具有刺激性，不宜多吃。

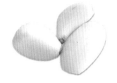

元气蒜头鸡汤

预防癌症＋控制血糖

■ **材料：**

蒜头 100 克，鸡肉块 150 克，白果 5 克

■ **调味料：**

盐 1/4 小匙，香油 1/2 小匙

■ **做法：**

① 将蒜头、鸡肉块、白果洗净，加入适量清水，
  用中小火炖熟。

② 加入盐、香油调味即可。

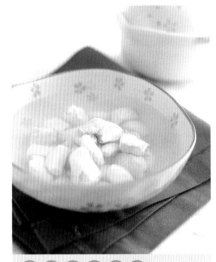

防 癌 保 健 功 效

　　大蒜含有大量的硫化物，有
抗肿瘤及抑制致癌物——亚硝胺形
成与代谢之功效，有助于肝脏排毒
解毒。

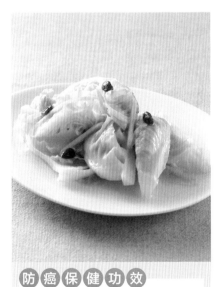

防 癌 保 健 功 效

　　大蒜中的大蒜素具有抗氧化、
防癌抗癌的功效，对预防肠癌尤其
有效。圆白菜含抑癌因子——吲哚，
可协助抗癌。

蒜香圆白菜芽

分解致癌物＋预防肠癌

■ **材料：**

圆白菜芽 200 克，嫩姜 3 片，大蒜 2 瓣，
枸杞子 8 克

■ **调味料：**

香油 1 大匙，盐 1/4 小匙

■ **做法：**

① 将材料洗净，圆白菜芽对切，大蒜切片，嫩
  姜切丝。

② 香油入锅烧热，爆香大蒜片和姜丝，加圆白
  菜芽、枸杞子和盐炒熟即可。

红薯

防癌有效成分
β－胡萝卜素
维生素 A、B 族维生素、维生素 C

食疗功效
通便明目、降胆固醇

- **别名：**地瓜、番薯、甘薯、甜薯
- **性味：**性平，味甘
- **营养成分：**
  维生素 A、B 族维生素、维生素 C、膳食纤维、β-胡萝卜素、钙、磷、铜、钾等

○ **适用者：**一般大众、肝肾功能不佳者、便秘者　✗ **不适用者：**容易腹胀者、胃溃疡患者

红薯为什么能防癌抗癌？

1 红薯含有 β－胡萝卜素，可抑制癌细胞繁殖，延缓癌细胞恶化。

2 红薯含丰富维生素 A 及维生素 B_2，具有抗氧化性，可延缓癌症恶化。

3 红薯膳食纤维含量高，有助于肠内有益菌生长，抑制有害菌繁殖，防止胃肠道黏膜病变，预防大肠癌形成。

4 红薯内含脱氧异雄固酮，可抑制乳腺癌与结肠癌的癌细胞生成。

红薯主要营养成分

1 红薯中的 β－胡萝卜素在体内进一步生成维生素 A，有助于保护视力。

2 红薯中的黏液蛋白可维持血管弹性，排出低密度脂蛋白，保护呼吸道及消化道。

红薯食疗效果

红薯含大量低聚糖，可滋养肠道有益菌、抑制有害菌。当低聚糖被肠内菌分解时，会产生大量的气体，所以吃完红薯后放屁是一种健康的生理现象。

红薯食用方法

1 红薯若连皮烹调，可保留更多的维生素 C、维生素 E。

2 最好早上吃红薯，因中午过后身体的新陈代谢会变差，红薯中的糖类容易累积。所以糖尿病或痛风患者，最好不要在中午以后吃红薯。

红薯饮食宜忌

1 生食红薯容易产生打嗝、腹胀等不适症状，这是因为红薯中含有肠胃消化酶抑制剂，会影响人体消化、吸收。

2 发芽的红薯虽不会分泌对人体有害的物质，但糖类与淀粉的比例已改变，淀粉减少，养分也随之降低。

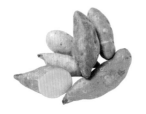

香油拌红薯叶

代谢废物 + 预防肺癌

■ **材料:**

红薯叶 300 克,嫩姜丝适量

■ **调味料:**

香油 1 小匙,盐 1 小匙

■ **做法:**

① 将红薯叶洗净。

② 锅内加入适量的水,待煮沸后放入红薯叶。

③ 煮 3 分钟左右捞起盛盘,加入嫩姜丝拌匀。

④ 淋上香油,再加盐调味即可。

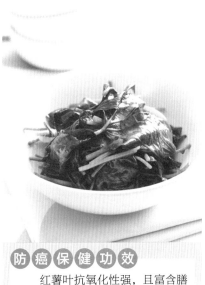

防 癌 保 健 功 效

红薯叶抗氧化性强,且富含膳食纤维,能代谢废物,预防肠癌;含维生素 A 及 β - 胡萝卜素,可抑制肺部癌细胞生长。

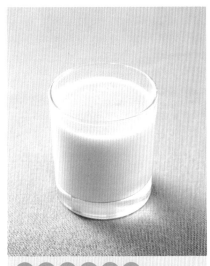

防 癌 保 健 功 效

红薯富含膳食纤维,有助于排除体内废物,预防肠癌;富含多酚类和花青素,抗氧化性强,可清除体内过多自由基,预防癌症。

红薯牛奶

高纤排毒 + 健胃整肠

■ **材料:**

红薯 40 克,高钙脱脂牛奶 1000 毫升

■ **调味料:**

果糖少许

■ **做法:**

① 将红薯洗净去皮,切块蒸熟。

② 把蒸熟的红薯放入果汁机内,加高钙脱脂牛奶打成红薯牛奶。

③ 倒入杯中,根据个人口味加入少许果糖调味。

土豆

防癌有效成分
多酚
B 族维生素、维生素 C

食疗功效
帮助消化
预防皮肤粗糙

- **别名：** 洋芋、洋山芋、洋红薯

- **性味：** 性平，味甘

- **营养成分：**
糖类、B 族维生素、维生素 C、钾、钙、铁、锌、镁等

○ **适用者：** 一般大众、高血压患者　　✗ **不适用者：** 肾功能不佳者

土豆为什么能防癌抗癌？

1 土豆中丰富的维生素 C 因被淀粉包覆，不易因高热而流失，可抗氧化并防癌。

2 土豆中的 β - 胡萝卜素可抑制癌细胞繁殖，延缓癌症恶化。

3 土豆皮所含的多酚植化素可抑制自由基，防止自由基与致癌物质结合生成致癌因子，还可预防细胞突变。

土豆主要营养成分

　　土豆营养成分包含蛋白质、糖类、B 族维生素、维生素 C、β - 胡萝卜素、钾、钙、铁、锌、镁等。维生素 C 和钾含量极丰富，因而土豆被誉为"大地的苹果"。

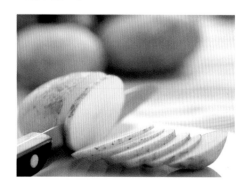

土豆食疗效果

1 土豆中的膳食纤维不会刺激胃肠黏膜，可促使益生菌生长。

2 土豆有益气健脾、消炎解毒功效，适用于治疗十二指肠溃疡、慢性胃痛、习惯性便秘和皮肤湿疹等病症。

3 土豆含锌、硒、钼等稀有元素，对人体健康有益。

4 土豆中的维生素 C 可保持血管弹性，防止脂肪沉积在心血管系统，有效预防心血管疾病。

5 土豆中的钾离子可降低血压，预防脑血管破裂，降低中风概率。

土豆食用方法

　　土豆可炖、炒、蒸，还可做成沙拉，无论是做主菜或配菜都很适合。

土豆饮食宜忌

　　已发芽或皮色改变的土豆，含有有毒物质——龙葵素，食用容易引发中毒，即使去除芽眼也无法消除毒素，请勿食用。

土豆烘蛋

高纤防癌 + 润肠通便

■ **材料：**
土豆 600 克，洋葱 250 克，鸡蛋液 300 克，
高钙脱脂牛奶 1/4 杯

■ **调味料：**
橄榄油 2 小匙，盐少许

■ **做法：**
① 将洋葱、土豆洗净，去皮，切丁，再放入油锅炒软。
② 将鸡蛋液加入牛奶中用力搅拌至发泡，加盐调匀。
③ 将步骤②材料倒入步骤①材料中。
④ 待步骤③材料略微凝固，边缘呈金黄色时，转小火焖煮片刻，让中心熟透即可，可依个人喜好点缀上西红柿等。

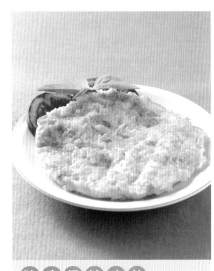

防癌保健功效
土豆中的抗坏血酸能防细胞癌化。洋葱含硫化物，可抑制癌细胞。两者的膳食纤维含量高，能刺激胃肠蠕动，排除废物，预防肠癌。

土豆排骨汤

抗氧化 + 防止细胞突变

■ **材料：**
土豆 100 克，小排骨 200 克，姜丝适量

■ **调味料：**
盐 5 克，醋 3 毫升，酒少许

■ **做法：**
① 将土豆洗净，削皮后切块；小排骨汆烫后备用。
② 将步骤①材料及姜丝放入锅中，用水煮沸，再用小火熬煮半小时，加入所有调味料即可。

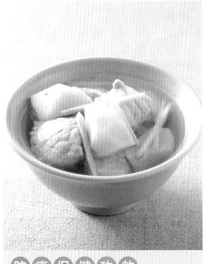

防癌保健功效
土豆中的绿原酸，可预防细胞突变癌化；所含的维生素 C、维生素 E，与绿原酸产生抗氧化协同作用，能达到抗氧化兼防癌的功效。

玉米

防癌有效成分
膳食纤维、硒 β－胡萝卜素

食疗功效
促进排便 延缓老化

- **别名：** 苞谷、番麦、玉蜀黍
- **性味：** 性平，味甘
- **营养成分：**
  糖类、膳食纤维、β-胡萝卜素、硒、镁、铁、磷、卵磷脂、氨基酸、维生素 B_1、维生素 B_2、维生素 B_6、维生素 E 等

○ 适用者： 一般大众、老年人　**✗ 不适用者：** 易腹胀者、尿失禁患者

玉米为什么能防癌抗癌？

1. 玉米所含的硒是一种强力抗氧化剂，能加速体内过氧化物分解，使恶性肿瘤得不到氧分子，抑制细胞癌化。
2. 玉米中的 β－胡萝卜素，被人体吸收后可转化为维生素 A，能预防细胞癌变。
3. 玉米富含膳食纤维，能刺激肠壁蠕动，加速粪便排泄，减少致癌物在肠道滞留时间，对预防肠癌具有重要意义。

玉米主要营养成分

玉米中维生素 B_1、维生素 B_2 及膳食纤维的含量均高于大米。

玉米食疗效果

1. 玉米有增强脑力、防衰老的功效。其蛋白质中含大量的谷氨酸，能促进脑细胞代谢，故有强化脑细胞的作用。
2. 黄玉米中的叶黄素和玉米黄质，属强力抗氧化剂，能够保护眼睛的感光区域，预防老年黄斑部病变和白内障的发生。

玉米食用方法

1. 玉米要趁新鲜吃，新鲜玉米的各种营养成分都比老玉米高很多。
2. 烹调后的玉米虽然会损失部分维生素 C，却能释放出更多的营养物质，如叶黄素、玉米黄质、β－玉米黄质。这些营养物质对癌症等疾病具有防治作用。

玉米饮食宜忌

存放玉米时应避免放在潮湿的地方，因玉米受潮容易产生黄曲霉素，可能增加致癌概率。

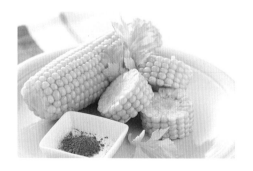

玉米炒油菜

分解过氧化物 + 降低胆固醇

■ **材料：**

玉米粒 40 克，油菜 150 克

■ **调味料：**

糖和盐各 2 克，胡椒粉 1 克，酱油 5 毫升，
水淀粉 5 毫升

■ **做法：**

① 将油菜洗净，切小段，沸水加盐，将油菜氽
烫熟后沥干备用。

② 将玉米粒、酱油、糖和胡椒粉略炒，加少许
水煮熟，用水淀粉勾芡。

③ 最后将步骤② 材料淋在步骤① 材料上即可。

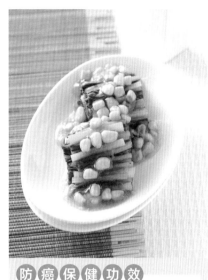

防 癌 保 健 功 效

玉米含多种抗癌物质，如谷胱
甘肽、叶黄素、玉米黄质、硒和镁等。
油菜含丰富胡萝卜素与膳食纤维，
可预防大肠癌。

纳豆玉米蛋饼

高纤清肠 + 预防肠道癌

■ **材料：**

纳豆 60 克，玉米粒 30 克，葱花 10 克，鸡蛋 2 个，
蛋饼皮 2 张

■ **调味料：**

橄榄油 2 小匙

■ **做法：**

① 鸡蛋打成蛋液，将纳豆与鸡蛋液、玉米粒拌
匀备用。

② 炒锅烧热后加油，放入葱花炒香，再加入步
骤① 材料及蛋饼皮，煎熟即可。

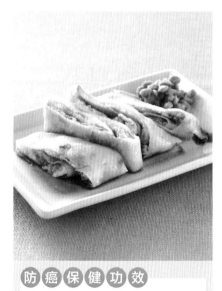

防 癌 保 健 功 效

玉米含维生素 C、β - 胡萝卜
素与膳食纤维，能促进消化，防止
致癌物质在体内形成，还能帮助排
出废物，预防肠癌。

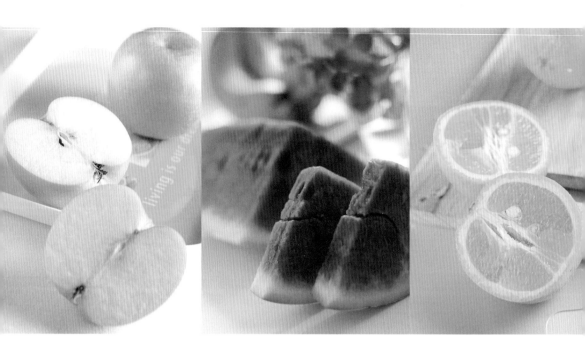

新鲜水果类

  新鲜水果中含有丰富的维生素 C、维生素 E 及硫、硒、植化素和 β - 胡萝卜素等抗氧化剂，能够中和自由基，保护 DNA 不受伤害。在细胞发生病变的初期，可有效预防细胞变质。最具代表性的水果有苹果、橘子、柠檬、葡萄、草莓、香蕉等。

  研究显示，柑橘类水果都具有抗癌功效，包括橘子、柠檬、柚子等。

提示 促进新陈代谢，防癌，抗氧化

橘子

防癌有效成分
柠檬烯、柠檬酸
维生素 C、柠檬苦素

食疗功效
止咳化痰
增强免疫力

● **别名**：柑橘、柑仔

● **性味**：性凉，味酸

● **营养成分**：
膳食纤维、维生素 A、B 族维生素、维生素 C、维生素 P、
β-胡萝卜素、钾、钙、镁、磷等

○ **适用者**：一般大众　✗ **不适用者**：脾胃虚寒的人、体质燥热者

🍎 橘子为什么能防癌抗癌？

1 橘子含柠檬苦素，尤其是橘皮部分，虽然味道苦涩，却具有很强的防癌活性，有助于提升人体免疫力，并能增强体内解毒酶的活性，使致癌物质排出体外。

2 橘子中的 β-玉米黄质可抑制致癌物质，保护细胞不受伤害。研究显示，其抗癌效果比 β-胡萝卜素高出许多。

😊 橘子主要营养成分

橘子含有丰富的膳食纤维、维生素 A、B 族维生素、维生素 C、维生素 P、β-胡萝卜素、类黄酮、多种有机酸，以及钾、钙、镁、磷等矿物质。

🍳 橘子食疗效果

1 橘子中的维生素 C 和 β-胡萝卜素是强效的抗氧化物质，可减弱血管壁的氧化反应，保护血管，减少胆固醇的堆积。

2 橘子所含的锌可增进食欲，帮助伤口愈合，维持人体正常免疫功能。

3 橘皮中的柠檬烯与挥发油能帮助排出体内的痰。

4 橘子所含的膳食纤维及果胶，可促进胃肠蠕动，使排便顺畅。

☀️ 橘子食用方法

1 整个橘子以小火慢烤后食用，具有止咳效果。

2 橘瓣表面的纤维膜含有丰富的维生素 P，吃橘子时最好一起吃。

🧑‍⚕️ 橘子饮食宜忌

1 糖尿病患者不宜一次吃太多橘子，以免造成饭后血糖过高。

2 橘子性凉，脾胃虚寒者或有过敏性气喘者最好不要多吃。

3 橘子与牛奶最好不要一起食用，牛奶中的蛋白质遇到橘子中的果酸会凝固，影响消化，易造成肠胃不适。

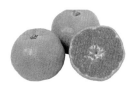

蜜橘酸奶

美容养颜 + 预防肺癌

■ **材料：**
橘子 200 克，低脂酸奶 250 毫升，冰块适量

■ **调味料：**
蜂蜜 1 大匙

■ **做法：**
① 将橘子剥皮，去籽。
② 将橘子肉、低脂酸奶及蜂蜜倒入果汁机内充分搅打。
③ 打开盖子，加冰块继续搅打均匀即可，可依个人喜好点缀上薄荷叶。

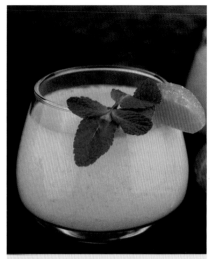

防 癌 保 健 功 效

橘子中的类黄酮能防肺癌、前列腺癌及黑色素瘤；维生素 C 可抗氧化，膳食纤维可代谢肠道废物，二者均可预防癌症。

鲜橘木瓜汁

抗肿瘤 + 扫除活性氧

■ **材料：**
橘子 100 克，木瓜 400 克

■ **调味料：**
柠檬汁 20 毫升，蜂蜜 15 毫升

■ **做法：**
① 将橘子与木瓜洗干净，去皮与籽，切块。
② 将橘子块与木瓜块放入果汁机中榨汁。
③ 在果汁中加入柠檬汁与蜂蜜，混合均匀即可。

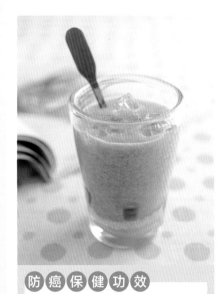

防 癌 保 健 功 效

橘子中的 β - 玉米黄质可清除活性氧，减少自由基对人体细胞的伤害，预防癌细胞产生。木瓜中的番木瓜碱也可以抗癌。

盐烤香橘

抑制致癌物 + 缓解感冒症状

■ 材料：

橘子 200 克

■ 调味料：

盐 1/4 小匙

■ 做法：

① 将橘子洗净，不用剥皮，在顶端蒂头处切开 1 元硬币大小的开口，塞入盐。

② 用铝箔纸包覆橘子，放入烤箱烤 5 分钟。

③ 烤完的橘子，盐已溶解至果肉中，再将橘子切成适当大小即可。

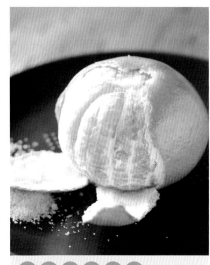

防 癌 保 健 功 效

橘子富含柠檬苦素，多项研究发现，柠檬苦素具有良好的抗癌活性，能够抑制化学致癌物。

橘醋嫩豆腐

预防大肠癌 + 降低患癌率

■ 材料：

凉拌豆腐 100 克

■ 调味料：

橘子汁 100 毫升，糯米醋 1 大匙，糖 2 小匙，橄榄油 1 小匙，黑胡椒粗粒少许

■ 做法：

① 将凉拌豆腐切大块，备用。

② 先将橘子汁、糯米醋、糖和橄榄油拌匀，再加黑胡椒粗粒调匀。

③ 最后将步骤 ② 材料淋在步骤 ① 材料上即可。

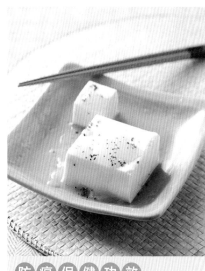

防 癌 保 健 功 效

豆腐富含大豆异黄酮，对乳腺癌、大肠癌及前列腺癌的预防效果都相当好。橘子汁中的类黄酮素，也有助于预防结肠癌和直肠癌。

柳橙

防癌有效成分
柠檬烯
叶酸、柚皮素

食疗功效
帮助消化
改善便秘

● **别名**：橙子、香吉士

● **性味**：性平，味甘

● **营养成分**：
糖类、膳食纤维、B 族维生素、维生素 C、β-胡萝卜素、钙、钾、磷、柠檬酸等

○ **适用者**：一般大众、高血压患者　　✗ **不适用者**：脾胃虚弱者、糖尿病患者

柳橙为什么能防癌抗癌？

1 柳橙富含维生素 C，维生素 C 是一种抗氧化剂，能够清除自由基，具有防癌的作用。

2 柳橙中的柠檬烯，可启动人体的排毒机制，阻碍癌细胞生长，具有防癌功效。

柳橙主要营养成分

柳橙含有糖类、膳食纤维、B 族维生素、维生素 C、β-胡萝卜素、柠檬酸，以及钙、钾、磷等矿物质。

柳橙食疗效果

1 柳橙中的维生素 C 不但有助于美白，还能帮助身体吸收铁质。

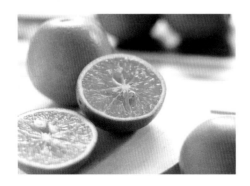

2 柳橙皮中含有抗氧化作用的配糖体，可强化血管。

3 柳橙含钾量高，血压高者吃柳橙，可补充钾离子，帮助排出钠，稳定血压。

4 柳橙中的苹果酸、柠檬酸等有机酸，可增进食欲，促进肠道蠕动。

5 柳橙皮膜所含的维生素 P，不但有助于维生素 C 的吸收，对于由高血压引起的毛细血管破损或眼底出血也有预防功效。

柳橙食用和选购方法

1 柳橙切块吃可完全摄取其丰富的膳食纤维，并减少维生素 C 的流失。

2 挑选柳橙最好是底部有圈印者，汁多味甜，口感更好。

柳橙饮食宜忌

1 柳橙的含钾量高，肾脏功能较差的人不宜食用。

2 柳橙的甜度高，糖尿病患者也不宜吃太多。

橙汁排骨

帮助消化 + 预防皮肤癌

■ **材料:**

小排骨 300 克,柳橙 200 克

■ **调味料:**

盐 3 克,糖 3 克,醋 3 毫升,淀粉 30 克,食用油适量

■ **做法:**

① 排骨洗净,切块,汆烫,加盐略微腌渍。

② 排骨裹上淀粉,用油锅炸至金黄色,沥油捞出。

③ 柳橙对切后,一半榨汁,一半去皮、去籽,将果肉切丁。

④ 柳橙肉入锅,加入糖、醋,用小火煮沸后,用水淀粉勾芡,淋在排骨上即可。

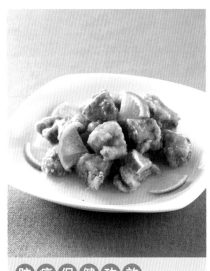

防 癌 保 健 功 效

　　柳橙中的柠檬苦素,具有防止乳腺癌形成的功效。研究发现,柠檬烯具有降低皮肤上皮细胞癌发生的风险。

蔓橙沙拉

美容养颜 + 高纤抗癌

■ **材料:**

橙子 50 克,生菜 10 克,小西红柿 100 克,蔓越莓 100 克

调味料:

意式沙拉酱 3 大匙,白芝麻适量

■ **做法:**

① 将橙子去皮、籽,切片;小西红柿洗净切半。

② 生菜洗净,以手撕成块。

③ 在大碗内依序铺上生菜块、橙子片、小西红柿与蔓越莓。

④ 淋上意式沙拉酱,最后撒上白芝麻即可。

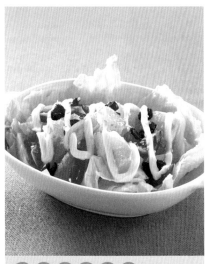

防 癌 保 健 功 效

　　柳橙所含的柚皮素可抑制癌细胞。西红柿和橙子皆含维生素 C,可清除过氧化物,预防癌症。蔓越莓含原花青素,能抗肺癌、结肠癌。

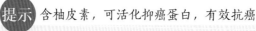

柚子

防癌有效成分
柠檬苦素
柚皮素、柠檬酸

食疗功效
保护肠道
控制血糖

● **别名：** 气柑、朱荣

● **性味：** 性寒，味甘辛

● **营养成分：**
维生素 B_1、维生素 B_2、维生素 B_6、维生素 C、
维生素 P、β-胡萝卜素、烟酸、叶酸等

○ **适用者：** 一般大众、痰多气喘者　✗ **不适用者：** 体质虚寒者、服用避孕药的女性

柚子为什么能防癌抗癌？

1 柚子含有柚皮素，可活化抑癌蛋白，使癌细胞死亡，具有保健功效。

2 所含果胶质可驱除黏附于人体内的重金属离子，有助于清除体内毒素，促进小肠蠕动，有防癌效果。

柚子主要营养成分

1 柚子所含维生素 C 丰富，高于苹果，可保持皮肤弹性，并防止生长皱纹及抑制黑色素形成。

2 柚子中的维生素 P 含量丰富。维生素 P 能增强维生素 C 的作用，改善毛细血管功能，增加冠状动脉血流量，降低血脂及胆固醇，对心血管疾病患者很有帮助。

柚子食疗效果

1 柚子中的柠檬酸可消除疲倦，缓解身体酸痛，并促进身体的基础代谢。

2 柚子含有维生素 B_2，可促进脂肪代谢，减少囤积于血液和内脏的脂肪。

3 食用柚子可促进身体对儿茶素的吸收，提升食物的健康价值。

4 中医认为，柚子有化痰止咳、消除腹部胀气、消肿止痛等功效，对于缓解胃病、消化不良、慢性咳嗽、痰多气喘等病症有帮助。

柚子皮应用方法

干燥的白色柚皮，可拿来当成化学蚊香的天然替代品，不仅驱蚊效果很好，而且纯天然，吸入也不会对人体产生不良影响。

柚子饮食宜忌

1 肠胃功能欠佳者应少吃。

2 服用避孕药的女性及服用抗过敏药的患者均不宜食用。

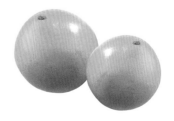

乌鸡香柚盅

抑制癌细胞 + 改善肝炎症状

■ **材料：**
柚子 1 个，乌鸡 250 克，五味子 20 克，
水 1~2 碗

■ **做法：**
① 将柚子洗净，切开顶端，挖除内部的果肉；
乌鸡处理干净，切块备用。
② 将乌鸡和五味子装入柚子内，倒入 1~2 碗
水，盖上顶盖，放入大碗中，隔水蒸 50 分
钟即可。

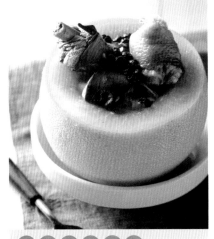

防 癌 保 健 功 效

柚子的柚皮素能促进肝细胞
再生，增强肝脏的解毒能力，改
善慢性肝炎和肝硬化症状，防止
亚硝胺形成，抑制癌细胞增生。

黄金柚子饮

预防老化 + 消除自由基

■ **材料：**
柚子果肉 500 克，柚子皮适量，开水 100 毫升，
冰块适量

■ **调味料：**
果糖 4 大匙

■ **做法：**
① 将柚子果肉切小块，和开水、果糖一同放入
果汁机中，以高速搅打至均匀。
② 依序加入切小的柚子皮和冰块，搅打至均匀，
可依个人喜好，点缀上薄荷叶等。

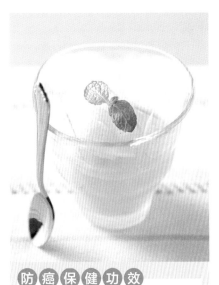

防 癌 保 健 功 效

柚子果肉内含有丰富的超氧
化物歧化酶，能消除人体内增加
的活性氧，抑制引起老化、癌变
的自由基。

葡萄柚

防癌有效成分
果胶
柠檬苦素

食疗功效
控制体重
降低胆固醇

- **别名：** 西柚、圆柚
- **性味：** 性寒，味甘酸
- **营养成分：**
维生素 A、维生素 B_1、维生素 B_2、维生素 B_6、
维生素 C、膳食纤维、β-胡萝卜素、钾等

○ **适用者：** 高血压患者　✗ **不适用者：** 肾功能不佳者

葡萄柚为什么能防癌抗癌？

1 葡萄柚含有柠檬苦素，有助于排除体内毒素，对口腔癌、皮肤癌、肺癌、胃癌、结肠癌和乳腺癌等具有预防作用。

2 新鲜葡萄柚汁含丰富的维生素 C，有抗氧化作用，可防止血液形成凝块，且可抗病毒。

3 葡萄柚果肉中的果胶，对降低胆固醇有帮助，也有助于预防胃癌、胰腺癌。

葡萄柚主要营养成分

1 葡萄柚含有维生素 A、维生素 C 及膳食纤维、叶酸、肌醇、β-胡萝卜素、番茄红素、钾等营养成分。

2 葡萄柚的膳食纤维含量很高，高于一般水果。

葡萄柚食疗效果

1 葡萄柚含丰富的叶酸，孕妇在怀孕的第一个月，若能摄取丰富的叶酸，可减少胎儿神经异常的发生率，降低巨细胞性贫血发生的可能性及畸形儿发生率。

2 葡萄柚的膳食纤维含量丰富，对预防便秘、降低胆固醇很有帮助。

3 葡萄柚不含脂肪、胆固醇、钠，可帮助脂肪代谢，提高新陈代谢效率，是减重的好选择。

葡萄柚食用和选购方法

1 葡萄柚最简单的吃法：剖开，用汤匙把果肉挖出，还可以榨汁饮用。

2 可用葡萄柚汁腌渍食物或做凉拌菜等，有助于减少菜肴中的脂肪和热量。

3 挑选葡萄柚时，要选择有柔软感、肉多皮薄、手感较重者。表面的风纹并不影响果肉质感。

葡萄柚饮食宜忌

1 食用葡萄柚前后 2 小时内请勿服用药物。

2 葡萄柚属高钾食物，尿毒症或肾透析患者不宜多吃，以免加重肾脏负担，影响肾功能。

3 烹调菜肴时，不要将葡萄柚与其他食材一起烹煮，建议待菜煮熟后，再加入葡萄柚。

红酒醋拌香柚

预防肺癌 + 爽口开胃

■ **材料:**
葡萄柚 300 克,粉丝 20 克

■ **调味料:**
葡萄酒醋 1 大匙,
橄榄油 1 小匙,盐 1/2 小匙,
胡椒粉 1/4 小匙

■ **做法:**
① 葡萄柚去皮、去籽,切块。
② 粉丝泡水至软后,切长段。
③ 将葡萄柚果肉铺在粉丝上,淋上橄榄油、葡萄酒醋,以盐与胡椒粉调味即可。

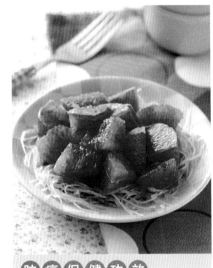

防癌保健功效
葡萄柚含有类黄酮——柚皮素,许多实验结果发现,柚皮素具有降低罹患肺癌风险的作用,还可抑制癌细胞的生长及转移。

蜂蜜葡萄柚汁

高纤防癌 + 清肠排毒

■ **材料:**
葡萄柚 50 克

■ **调味料:**
蜂蜜 30 毫升

■ **做法:**
① 将葡萄柚去皮,果肉去籽后切小块。
② 将葡萄柚放入果汁机中榨汁,并加入蜂蜜调味即可。

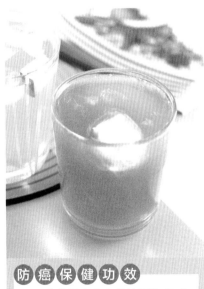

防癌保健功效
葡萄柚含有丰富的植化素,包括可抑制癌细胞的柠檬酸烯、柠檬苦素,且研究发现,其中所含的阿魏酸具有一定的抗辐射功效。

金橘

防癌有效成分
金橘苷
维生素 C、维生素 P

食疗功效
生津化痰
改善胸闷郁结

● **别名**：金柑、金枣、四季橘

● **性味**：性温，味甘酸

● **营养成分**：
膳食纤维、维生素 A、维生素 C、维生素 P、
β-胡萝卜素、金橘苷、钙、磷、铁等

○ **适用者**：一般大众，胸闷郁结、咳嗽多痰者　✗ **不适用者**：脾弱气虚者

金橘为什么能防癌抗癌？

1 金橘中的维生素 A 含量丰富，可预防血管病变及癌症。

2 金橘的维生素 P 含量也很丰富，是保持血管健康的重要营养成分，能强化毛细血管弹性。

金橘主要营养成分

金橘含有丰富的维生素 C、维生素 E、维生素 P、钙，特别是维生素 P，可促进维生素 C 的吸收。

金橘食疗效果

1 金橘中的维生素 C 大都在果皮中，故果皮具有协助肝脏解毒、眼睛养护及免疫系统保健等功效。

2 金橘富含维生素 A，可预防色素沉淀，增加皮肤的光泽与弹性，延缓肌肤老化、松弛。

3 金橘能理气止咳、健胃、化痰，预防哮喘及支气管炎。

金橘食用方法

1 将新鲜金橘压碎，加入姜片，以热开水浸泡后服用，可治风寒咳嗽。

2 金橘略晒干后，加食盐腌渍保存。遇饮食胀气或咳嗽气喘，可用 1~2 颗冲开水服用。

金橘饮食宜忌

1 吃金橘前后 1 小时不可喝牛奶，因牛奶的蛋白质遇到金橘的果酸会凝固，不易被肠胃吸收，容易导致腹胀。

2 喉咙痛、发痒或咳嗽时，喝金橘茶最好不要加糖，因为糖分反而容易导致痰量增加。

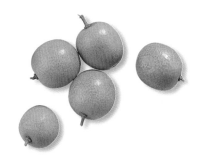

金橘柠檬汁

增强免疫力 + 抗老消炎

■ **材料：**

金橘 5 颗，温水 200 毫升

■ **调味料：**

柠檬汁、蜂蜜各适量

■ **做法：**

① 金橘洗净，切半，挤成汁后加入温水稀释。

② 金橘汁加入柠檬汁及蜂蜜调味即可，也可依个人喜好以金橘片点缀。

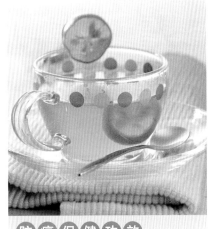

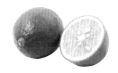

防癌保健功效

金橘含丰富的维生素 C，可以中和自由基，预防癌症；类黄酮植化素还具有抗老化、消炎、防癌功效。

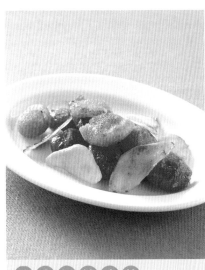

香油橘饼

预防癌症 + 温补祛寒

■ **材料：**

甜橘饼 10 个，姜 2 片

■ **调味料：**

香油 1 大匙

■ **做法：**

① 香油倒入锅中烧热，放入姜片炒香。

② 放入甜橘饼，以小火慢慢煎至橘饼变色即可。

防癌保健功效

金橘含维生素 C、维生素 P、多酚类、类黄酮和花青素等植化素，可有效预防癌症，对保护心血管及预防血管硬化也有一定功效。

柠檬

防癌有效成分
柠檬酸、果胶
维生素 C、橙皮苷

食疗功效
生津健胃
化痰止咳

● **别名：** 宣母子、药果、洋柠檬、西柠檬、黎檬、柠果

● **性味：** 性凉，味酸

● **营养成分：**
维生素 B_1、维生素 B_2、维生素 B_6、维生素 C、维生素 E、维生素 P、膳食纤维、钙、钾、β-胡萝卜素、叶酸等

○ **适用者：** 一般大众、经常熬夜者　✗ **不适用者：** 胃酸过多者

🍎 柠檬为什么能防癌抗癌？

1 柠檬中的果胶是一种非淀粉多糖类，属于膳食纤维，对预防直肠癌、冠心病、糖尿病与肠胃功能障碍等很有帮助。

2 柠檬中的橙皮苷、柚皮苷、圣草次苷都是很好的抗氧化剂，可抗老化及细胞病变。

柠檬主要营养成分

柠檬是钾、维生素 C 和类黄酮的优质来源，并含有维生素 B_1、维生素 B_2、维生素 B_6、维生素 E、维生素 P、膳食纤维、钙、β-胡萝卜素、叶酸等营养成分。

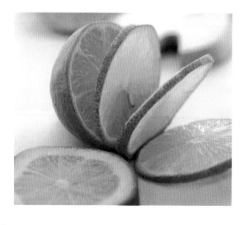

🦷 柠檬食疗效果

1 柠檬中的柠檬酸能使肠壁更易吸收钙质，对预防骨质疏松症很有帮助。

2 柠檬所含的苹果酸、奎宁酸，具有消除疲劳和紧张、恢复体力的功效。

3 柠檬有止咳、化痰、生津、健脾等功效。

4 柠檬含丰富的维生素 C，能防止牙龈红肿、出血，减少黑斑、雀斑，并可美白。

5 柠檬中的圣草次苷可有效舒缓肌肤红肿、刺痒或灼热等敏感症状。

☀ 柠檬食用方法

1 怕柠檬酸味的人，不妨在柠檬原汁中加点盐；想减重的人，可加入酸奶一起饮用。

2 柠檬原汁最好不要加糖，因为加糖后，会使柠檬原本的碱性变为酸性。

🧑‍⚕ 柠檬饮食宜忌

1 柠檬偏酸，不宜空腹食用。

2 胃溃疡或十二指肠溃疡患者，为避免病情加重，不宜食用柠檬。

柠檬鳕鱼排

分解致癌物 + 清除自由基

■ 材料：

鳕鱼片 200 克，柠檬 2 个

■ 调味料：

低卡奶油 2 小匙，胡椒盐 1 小匙，米酒 2 小匙

■ 做法：

① 鳕鱼片洗净，用胡椒盐和米酒腌制，串上木棒。取 1 个柠檬，榨汁，淋在鱼片上，另将柠檬皮切条，备用。将 1 个柠檬切片，垫在鱼片下。

② 将鱼片用锡箔纸包起来，放入已预热至 350℃的烤箱，烤约 20 分钟。

③ 将奶油放入锅中熔化，加上柠檬皮炒至酥脆，放在烤好的鱼片上即可。

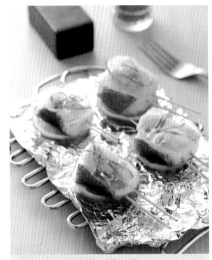

防 癌 保 健 功 效

柠檬富含柠檬酸，可提高肝脏的解毒能力，加速分解致癌物。鳕鱼富含硒，能抗氧化、清除自由基，抵御癌细胞侵袭。

活力蔬果汁

抗氧化 + 强化免疫力

■ 材料：

苹果 1/2 个，柠檬 1 个，生菜 100 克，冰块少许

■ 调味料：

蜂蜜 1 大匙

■ 做法：

① 将苹果洗净后去皮、籽，切块；柠檬洗净后去皮、籽，切数片；生菜洗净备用。

② 将步骤①材料按柠檬、生菜、苹果的顺序，放入果汁机内榨汁后，倒出盛入杯中。

③ 加入蜂蜜和少许冰块即可。

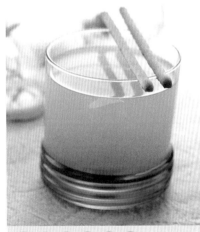

防 癌 保 健 功 效

苹果含果胶、维生素 C 及多酚类化合物，能增强免疫力。柠檬含可抗癌的维生素 C。生菜的 β - 胡萝卜素能预防上皮细胞癌化。

木瓜

防癌有效成分
木瓜酶
番木瓜碱

食疗功效
健美丰胸
通便、助消化

● **别名：** 番木瓜、番瓜

● **性味：** 性温，味甘

● **营养成分：**
糖类、维生素 A、维生素 B、维生素 C、维生素 E、维生素 K、β-胡萝卜素、木瓜酶、苹果酸、钙、磷、铁、钾等

○ **适用者：** 一般大众、有便秘困扰者　✗ **不适用者：** 体质虚弱及脾胃虚寒者、孕妇宜少食

木瓜为什么能防癌抗癌？

1 木瓜中的番木瓜碱有抗肿瘤作用，能阻止人体致癌物质——亚硝胺的合成，对淋巴性白血病有显著治疗效果。

2 木瓜中的木瓜酶可维持消化道功能、改善菌群生态，使排便顺畅，有助于调整体质、预防消化系统病变。

木瓜主要营养成分

1 木瓜主要含有维生素 A、B 族维生素、维生素 C、维生素 E、维生素 K、钙、磷、铁、钾、β-胡萝卜素等营养成分。

2 木瓜中的维生素 A、维生素 C 的含量高于西瓜与香蕉；其中维生素 C 含量远高于苹果。

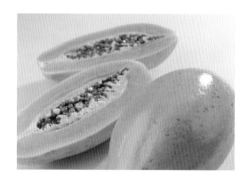

木瓜食疗效果

1 木瓜所含的木瓜酶，除了能分解蛋白质，还能将脂肪分解成脂肪酸，使油脂易于吸收。

2 木瓜有健脾胃、助消化、通便、消暑解渴、降血压、解毒消肿、通乳、驱虫等功效。

3 无论酸性、碱性或是中性的环境，木瓜酶都可发挥作用，与其他只能在单一环境中发生作用的酶不同。

木瓜食用方法

饭后吃木瓜可帮助消化，并促进脂肪的分解。也可将青木瓜做成汤品，或与肉类一起炖煮，可以使肉质更加鲜嫩。

木瓜饮食宜忌

1 体质虚弱及脾胃虚寒的人，吃太多木瓜容易有腹泻现象。

2 怀孕时不宜多吃木瓜，避免引起子宫收缩，出现腹痛。

3 木瓜不宜与鳗鱼、鳝鱼一起食用，而且最好不要用铁、铝等容器装盛或烹调木瓜。

青木瓜排骨汤

预防细胞癌化 + 调整体质

■ **材料：**
青木瓜 1 个，小排骨 220 克，辣椒 15 克，
姜片 5 克

■ **调味料：**
盐 20 克，料酒 30 毫升

■ **做法：**
① 将青木瓜去皮去籽，洗净切块；将辣椒洗净
　切丝。
② 将小排骨洗净，放入沸水氽烫后，取出备用。
③ 锅中加水煮沸，加入料酒、盐与姜片，放入
　小排骨，以大火煮开。
④ 转小火将排骨炖烂，最后加入木瓜块煮熟，
　撒上辣椒丝即可。

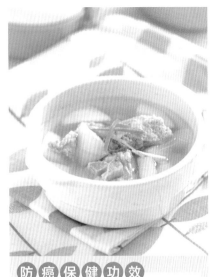

防 癌 保 健 功 效

木瓜含抗氧化物质——β - 胡
萝卜素，可中和活性氧，抑制癌症
发生；所含膳食纤维和维生素 C，
可防止亚硝胺形成，预防细胞癌化。

凉拌木瓜丝

帮助消化 + 保护心血管

■ **材料：**
青木瓜 150 克，大蒜 2 瓣，小西红柿 2 个，豇
豆 5 克，泰国椒 1 个，花生碎末 30 克，熟虾
米 15 克

■ **调味料：**
酸子酱 30 克，鱼露 15 克，柠檬汁 15 毫升

■ **做法：**
① 将青木瓜去皮，洗净，去籽、刨丝；将大蒜去皮，
　切末；将小西红柿洗净切瓣；将豇豆洗净，
　焯水，切段；将泰国椒去蒂，洗净，切末；
　备用。
② 取一空碗，放入青木瓜丝、大蒜末、小西红
　柿瓣、豇豆段及泰国椒末，加入调匀的调味
　料拌匀盛盘，撒上花生碎末及虾米即可。

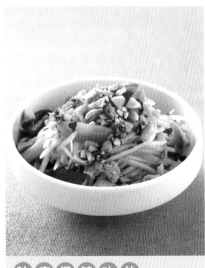

防 癌 保 健 功 效

木瓜含有番木瓜碱、木瓜蛋
白酶和纤维蛋白酶，可帮助脂肪
及蛋白质消化，并具有防癌及保
护心血管功能。

草莓

防癌有效成分
天门冬氨酸
鞣花酸、果胶

食疗功效
健美瘦身
预防高血压

● **别名**：红莓、杨莓、地莓

● **性味**：性凉，味甘

● **营养成分**：
膳食纤维、维生素 B_1、维生素 B_2、维生素 C、维生素 E、烟酸、钙、磷、镁、铁、锌、钾、钠等

○ **适用者**：一般大众、高血压患者　✗ **不适用者**：结石患者、肾功能不佳者

草莓为什么能防癌抗癌？

1 草莓所含鞣花酸为抗氧化剂，能保护人体组织，增强身体功能，预防癌症。

2 草莓中的天门冬氨酸可强化人体免疫系统，增强体力及耐力。

3 草莓中的果胶、膳食纤维、泛酸可助体内脂肪分解，并降低胆固醇，还能促进肠道蠕动，帮助排便，使癌物质不易附着而排出体外。

草莓主要营养成分

1 草莓的营养成分包括膳食纤维、维生素 B_1、维生素 B_2、维生素 C、维生素 E、烟酸、钙、磷、镁、铁、锌、钾、钠等。

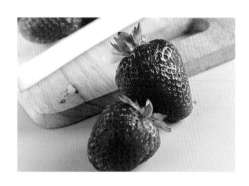

2 草莓的维生素 C 含量比苹果、橙子还高，抗氧化性强，能保护身体免受自由基的伤害，进而起到预防癌症的作用。

草莓食疗效果

1 草莓富含钾，适当摄取可以维持心肌功能、肾脏、神经系统及肠胃系统的正常运作，且有降血压之效。

2 草莓中的天门冬氨酸有助于瘦身，故欧美地区又称草莓为"苗条果"。

3 草莓具有止咳清热、利咽生津、健脾养胃、滋养补血等功效。

草莓食用方法

1 草莓因含丰富的维生素C，所以最好生吃，否则会因加热而破坏维生素C。

2 草莓表皮脆弱，冲洗时应轻轻冲洗，洗后最好马上吃完。

草莓饮食宜忌

草莓含钾量高，肾病与尿毒症患者不宜多吃。

莓果西红柿汁

预防癌症 + 抗氧化

■ **材料：**
草莓、小西红柿各 50 克，柠檬 75 克，冷开水
100 毫升

■ **调味料：**
蜂蜜 1 大匙，碎冰块适量

■ **做法：**

① 草莓洗净，去蒂，切块；小西红柿去蒂，洗净，
切半；柠檬洗净，去籽，切成小块。

② 把上述材料、冷开水、蜂蜜放入果汁机中打匀。

③ 将打好的果汁倒入杯中，加入碎冰块即可，
可依个人喜好点缀上迷迭香叶。

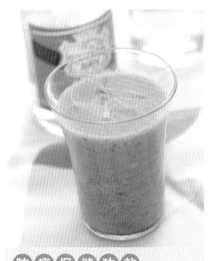

防 癌 保 健 功 效

　　西红柿含有番茄红素，可抑
制肿瘤生长。草莓富含维生素 C，
可降低体内自由基，具抗癌作用。
两者皆富含膳食纤维，可预防
肠癌。

草莓大福

消除自由基 + 排毒防癌

■ **材料：**
糯米粉 300 克，草莓 5 颗，淀粉少许，红豆馅
50 克，水 250 毫升

■ **调味料：**
白糖 3 大匙，麦芽糖 1 大匙，色拉油 1 大匙

■ **做法：**

① 将糯米粉、水和调味料混合，将粉团揉至均
匀光滑，备用。

② 将步骤 1 的粉团放至蒸盘，用电饭锅蒸熟，
取出放凉，备用。

③ 将步骤 2 的粉团切成数等份，包入红豆馅及
草莓，沾上淀粉即可。

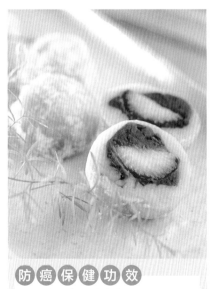

防 癌 保 健 功 效

　　草莓富含维生素 C，可以阻止
过氧化物生成，减少体内自由基，
并降低体内正常细胞癌化概率，
达到抗癌与增强免疫力的效果。

苹果

防癌有效成分
膳食纤维
β-胡萝卜素

食疗功效
预防心脏病
提升免疫力

● **别名：** 沙果、苹婆

● **性味：** 性平，味甘酸

● **营养成分：**
膳食纤维、糖类、维生素 A、B 族维生素、维生素 C、维生素 E、
β-胡萝卜素、铁、镁、硒、柠檬酸、苹果酸等

○ **适用者：** 一般大众   ✗ **不适用者：** 胃寒者

苹果为什么能防癌抗癌？

1 在抗氧化方面，苹果含维生素 C、维生素 E、β-胡萝卜素、番茄红素，可使细胞免受活性氧的伤害，进而预防癌症。

2 苹果中的膳食纤维与果胶，能清除肠道有害物质，去除致癌物质；且能刺激胃肠蠕动，加速排除体内废物与毒素，避免亚硝胺在体内形成，具有防癌功效。

苹果主要营养成分

苹果含膳食纤维、糖类、维生素 A、B 族维生素、维生素 C、维生素 E、β-胡萝卜素、铁、镁，以及柠檬酸、苹果酸等多种有机酸。

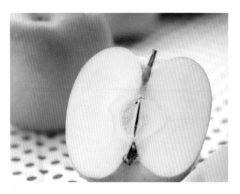

苹果食疗效果

1 苹果含有丰富的叶酸，叶酸是 B 族维生素的一种，可有效预防心脏病的发生。

2 苹果中的维生素 C，可帮助消除皮肤雀斑、黑斑，保持皮肤细嫩红润。

3 苹果含有能增强骨质的矿物质——硼与锰，可预防骨质疏松症。

4 苹果属碱性食品，吃苹果可以迅速中和体内过多的酸性物质，增强体质并提升免疫力。

苹果食用方法

1 苹果削皮后，可用盐水或柠檬水浸泡，以防止氧化变色，避免养分流失。

2 早餐吃苹果可增加身体对磷的吸收，对脑力工作者及血压有问题的人很有帮助。

苹果饮食宜忌

胃寒者不适合食用。

香甜苹果卷饼

预防乳腺癌 + 抑制癌细胞

■ **材料：**
苹果 300 克，墨西哥饼皮 2 张，脱脂乳酪
50 克

■ **调味料：**
糖 2 大匙，肉桂粉 2 小匙

■ **做法：**
① 将苹果去皮，切片，加入调味料拌匀。
② 墨西哥饼皮上依序铺乳酪和苹果片。
③ 送入烤箱，调至 180℃烤熟即可。

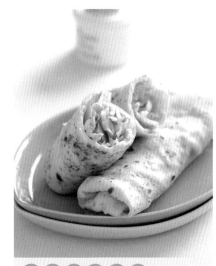

防癌保健功效

　　苹果含有类黄酮和抗坏血酸，
能抑制癌细胞的产生，并可预防
乳腺癌。肉桂含有可延缓肝癌细
胞增生的肉桂醛。

樱桃苹果汁

预防肠癌 + 抗氧化

■ **材料：**
樱桃 15 颗，苹果 100 克，冷开水 100 毫升，
碎冰块适量

■ **做法：**
① 将苹果洗净，去皮、籽，切丁；樱桃洗净，去核。
② 将上述食材放入果汁机中，加水榨成汁。
③ 盛杯后加入适量碎冰块即可。

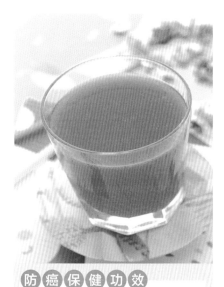

防癌保健功效

　　樱桃含维生素 C 及花青素，
可抗癌；苹果含槲皮素和苹果多
酚，能清除体内自由基。两者的
高膳食纤维可降低肠癌罹患率。

哈密瓜

防癌有效成分
β-胡萝卜素
维生素 C、苹果酸

食疗功效
改善贫血
消暑解渴

● **别名：**洋香瓜、网仔瓜、美浓瓜、甜瓜

● **性味：**性寒，味甘

● **营养成分：**
维生素 A、维生素 C、钾、钙、镁、β-胡萝卜素等

○ **适用者：**一般大众、贫血者　✗ **不适用者：**产后女性、易腹泻者、肾功能不佳者

🍎 哈密瓜为什么能防癌抗癌？

1 哈密瓜含 β-胡萝卜素，是一种抗氧化物质，有助于预防肺癌、乳腺癌、子宫颈癌、结肠癌等。

2 哈密瓜中的维生素 C 可防止细胞氧化，并抑制致癌物质——亚硝酸盐与胺类结合为致癌的亚硝胺。

😊 哈密瓜主要营养成分

1 哈密瓜含有维生素 A、维生素 C、钾、钙、镁，以及丰富的 β-胡萝卜素。

2 哈密瓜含有丰富的膳食纤维，可促进有害物及时排出体外。

🦷 哈密瓜食疗效果

1 铁与可促进人体造血功能的 β-胡萝卜素都具有改善贫血的功效，对因贫血引起的疲倦有改善的功效。

2 中医认为，哈密瓜具有利尿、止渴、除闷热、防暑气等作用，对缓解发热、中暑、尿道感染等症状很有效。

🍽 哈密瓜食用和保存方法

1 哈密瓜蒂头或网纹处若有发霉，或因贮藏过久造成果肉变质，即不宜食用。

2 购买到较熟的哈密瓜，可直接放入冰箱冷藏；较不成熟的，则必须先放在室温下催熟。

🩺 哈密瓜饮食宜忌

1 哈密瓜与其他瓜类一样，属寒性食物，易腹泻者不宜多食。

2 哈密瓜含丰富微量元素——钾，故肾脏功能较差者不宜过量食用。

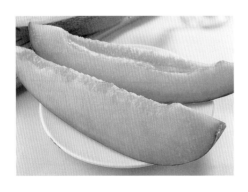

哈密瓜牛奶

加强新陈代谢 + 预防肠癌

■ **材料：**

哈密瓜 600 克，牛奶 400 毫升

■ **做法：**

哈密瓜取果肉切块，和牛奶放入果汁机中打匀即可。

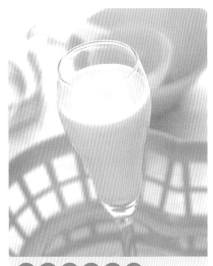

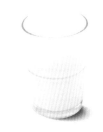

防 癌 保 健 功 效

哈密瓜含有 β - 胡萝卜素及丰富的维生素 A，可抑制致癌物质的产生，降低致癌物质对人体 DNA 的伤害，可预防结肠癌及直肠癌。

哈密瓜沙拉

抗氧化 + 延缓癌症恶化

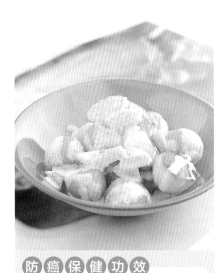

■ **材料：**

干净生菜 300 克，哈密瓜球、苹果球各 70 克，橙子果粒 1 大匙

■ **调味料：**

低脂酸奶 5 大匙，柠檬汁 2 小匙

■ **做法：**

① 将调味料放入小碗中混合均匀。
② 将所有食材摆盘，淋上调味料即可。

防 癌 保 健 功 效

哈密瓜含有叶黄素与玉米黄质，两者都是天然的抗氧化剂，可抑制癌细胞恶化。

猕猴桃

防癌有效成分
维生素 C、鞣酸
果胶、肌醇

食疗功效
提神醒脑
促进肠道蠕动

- **别名**：猕猴桃、毛梨

- **性味**：性寒，味甘酸

- **营养成分**：
维生素 A、B 族维生素、维生素 C、钾、钙、磷、镁、膳食纤维等

○ **适用者**：一般大众、便秘者　✕ **不适用者**：肾功能不佳者、气喘患者

🍎 猕猴桃为什么能防癌抗癌？

1 猕猴桃含有丰富的维生素 C，可提高身体的免疫力，阻断致癌因子——亚硝胺的形成，防止活性氧和致癌物质伤害正常细胞，可预防胃癌、食管癌、肝癌及直肠癌等。

2 猕猴桃中的鞣酸含量高，可有效对抗病毒，保护组织细胞功能，使病毒无法伤害细胞。

😊 猕猴桃主要营养成分

1 猕猴桃中的钙含量高于葡萄柚、苹果、香蕉、米饭等。

2 猕猴桃中维生素 C 含量高于柑橘、西红柿、苹果，在人体内的利用率也很高。

🐨 猕猴桃食疗效果

1 猕猴桃中的膳食纤维有 1/3 是果胶。果胶被认为可降低血液中胆固醇浓度，具有预防心脏病的功效。

2 猕猴桃含丰富的钙质。钙质具有帮助神经传导和镇定的作用，可提升睡眠质量。

3 猕猴桃含大量的镁。镁是神经传导物质不可缺少的元素，可提神醒脑。

4 猕猴桃中含大量的膳食纤维，有促进排便的功效。

☀ 猕猴桃食用方法

选择成熟、有弹性的食用。吃时对切并用汤匙取食，若怕酸可加果糖。

🧑‍⚕️ 猕猴桃饮食宜忌

有先天性气喘或食物过敏的儿童不适合食用猕猴桃，因猕猴桃可能会引发过敏反应，出现皮肤红肿、瘙痒、嘴角发热等症状。

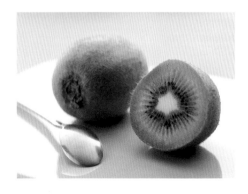

果香薯泥

美肌防癌 + 预防心血管病

■ **材料：**

土豆 150 克，猕猴桃、苹果各 100 克（均切丁），
小黄瓜 75 克（切丁）

■ **调味料：**

橄榄油 1 小匙，牛奶 1 大匙，盐 1/4 小匙

■ **做法：**

① 将土豆洗净，用刀子划十字，再用水将土豆
  煮熟。

② 把土豆泡入冰块水，再将土豆皮去掉，然后
  捣成泥。

③ 将步骤 ② 的土豆泥与调味料混合均匀，再加
  入其他材料即可。

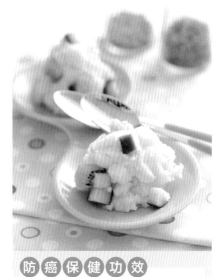

防癌保健功效

苹果可防癌抗老化、预防心血
管疾病；猕猴桃可美白肌肤、增强
免疫力、增进食欲；小黄瓜能利尿
消肿，还能使皮肤柔细光滑。

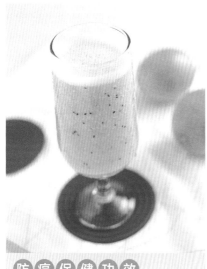

防癌保健功效

猕猴桃和柳橙含维生素 C，
抗氧化性佳，柳橙可减少致癌性
的亚硝酸盐物质产生；菠萝含消
化酶，能促进人体排出废物，预
防大肠癌。

柳橙猕猴桃汁

降低患癌率 + 帮助消化

■ **材料：**

猕猴桃 100 克，柳橙 50 克，菠萝块 600 克

■ **调味料：**

蜂蜜 1 大匙，碎冰少许

■ **做法：**

① 将猕猴桃洗净后去皮，切块。

② 将柳橙洗净后榨汁备用。

③ 将猕猴桃块、柳橙汁、菠萝块和蜂蜜放入果
  汁机内打匀，加入碎冰即可。

提示 含配醣体，有助于产生抗体，进而抑制癌细胞生成

西瓜

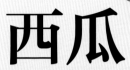

防癌有效成分
β-胡萝卜素
配醣体、B 族维生素

食疗功效
利尿降压
解酒保肝

● 别名：水瓜、寒瓜

● 性味：性寒，味甘

● 营养成分：
维生素 A、维生素 B_1、维生素 B_2、维生素 B_{12}、
维生素 C、磷、钾、镁、配糖体、果胶等

○ 适用者：一般大众、黄疸患者　✗ 不适用者：容易腹泻者、体虚胃寒者

西瓜为什么能防癌抗癌？

1 西瓜瓜瓤及瓜皮含有丰富的膳食纤维，能强化肠道功能，使排便通畅，预防直肠癌。

2 西瓜中的配糖体可活化体内 T 淋巴细胞及巨噬细胞，使人体产生抗体，进而抑制癌细胞生长。

西瓜主要营养成分

西瓜含人体易消化吸收的葡萄糖、蔗糖、果糖，以及钙、磷、铁、钾、钠、镁、锌等矿物质，属弱碱性食物，有助于提升人体免疫力。

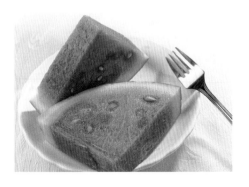

西瓜食疗效果

1 西瓜含有瓜氨酸、精氨酸等活性成分，有助于血管舒张，对控制血压很有帮助。

2 红肉西瓜含维生素 A、维生素 C，以及番茄红素、β-胡萝卜素，为强力抗氧化剂，能抑制活性氧产生及细胞变异，修复受损的细胞，促使不正常细胞死亡。

3 黄肉西瓜含有叶黄素，能促使癌细胞良性分化；其中所含的生物碱，可抑制癌细胞繁殖及肿瘤的形成。

西瓜食用方法

夏季天气炎热，常有精神不振或食欲不振的问题，此时适量吃点西瓜即可缓解症状。除了可直接食用，还可以榨汁、入菜、制成甜点等多种食法。

西瓜饮食宜忌

1 西瓜利尿作用强，建议晚餐后或睡前少吃，以免夜里尿频。

2 西瓜偏寒，生理期女性最好少吃。

3 胃寒及容易腹泻的人不宜多食；产后或病后也不适合多吃。

西瓜牛奶

抗氧化 + 抑制肿瘤生长

■ **材料：**
西瓜 200 克，牛奶 400 毫升

■ **做法：**
　西瓜去皮切块后，和牛奶一起放入果汁机内打匀即可。

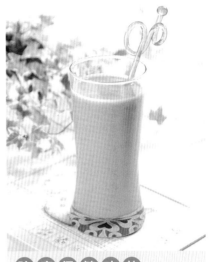

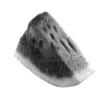

防 癌 保 健 功 效
　西瓜含有的谷胱甘肽、番茄红素与 β - 胡萝卜素，都是强力抗氧化剂，能预防细胞产生变异，修复受损细胞，并减弱不正常细胞的分化作用。

西瓜翠衣炒毛豆

增强抗体 + 活化细胞

■ **材料：**
西瓜白瓤 200 克，辣椒 1 个，毛豆 100 克，葱段 3 克

■ **调味料：**
酱油 5 毫升，盐 3 克，食用油适量

■ **做法：**
① 将西瓜白色果瓤切成细丝。
② 将毛豆洗干净，放在锅中煮熟后取出；将辣椒洗净去籽，切成细丝。
③ 锅中放油烧热，放入葱段、辣椒丝炒香，加入西瓜白瓤一起拌炒。
④ 加入酱油与盐拌炒，最后放入毛豆略炒即可。

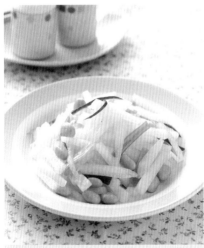

防 癌 保 健 功 效
　西瓜所含的配糖体，可活化体内自然杀伤细胞、T 淋巴细胞和巨噬细胞，促进人体产生抗体来抑制癌细胞；类胡萝卜素可抑制细胞突变。

葡萄

防癌有效成分
原花青素、花青素
鞣酸、白藜芦醇

食疗功效
舒筋活血
预防心血管病

- **别名：**山葫芦、蒲桃、草龙珠

- **性味：**性平，味甘酸

- **营养成分：**
  果胶、膳食纤维、β-胡萝卜素、维生素 A、维生素 B_1、维生素 B_2、维生素 B_6、维生素 C、维生素 E、叶酸、烟酸、钙、铁、磷、钾、钠、铜、镁、锌、硒等

○ **适用者：**一般大众、贫血患者　✗ **不适用者：**糖尿病患者、脾胃虚弱者

葡萄为什么能防癌抗癌？

1 葡萄皮内含有白藜芦醇，可抑制癌细胞生长。

2 葡萄中的原花青素为强力抗氧化剂，能阻止胆固醇囤积在动脉管壁，维持血流顺畅，减少正常细胞的氧化性损伤。

葡萄主要营养成分

　　葡萄含有膳食纤维、果胶、钙、铁、磷、钾、钠、铜、镁、锌、硒、β-胡萝卜素、叶酸、烟酸、维生素 A、维生素 B_1、维生素 B_2、维生素 B_6、维生素 C、维生素 E 等营养成分。

葡萄食疗效果

1 葡萄内含维生素 B_{12}，可改善恶性贫血。

2 葡萄内含大量酒石酸，可帮助消化。

3 葡萄中的原花青素可保护胶原蛋白，避免因胶原蛋白受损使皮肤出现皱纹，有效预防皮肤老化。

4 中医认为，葡萄无毒，具有补气血、强筋骨、利小便、强身健体之效，可改善气血虚弱、肺虚咳嗽、心悸盗汗、贫血、头晕等症状。

葡萄选购和食用方法

1 葡萄以果粒密实、饱满，摇动不易脱蒂，大小均匀硬实，果皮有白色果霜，嗅有香气，皮薄味甜者为佳，冲洗干净后即可食用。

2 葡萄除可直接食用外，还可制成葡萄酒、葡萄干，或果汁、汽水、果酱、果冻及果醋等产品食用。

葡萄饮食宜忌

1 因葡萄的含糖量较高，糖尿病患者宜减少食用。

2 葡萄与水不要同时食用，以免引起腹泻。

葡萄苹果汁

增强免疫力＋排毒抗癌

■ **材料：**
葡萄 50 克，苹果 100 克，冷开水 200 毫升，冰块适量

■ **调味料：**
蜂蜜 10 毫升，柠檬汁 15 毫升

■ **做法：**

① 将苹果洗净，削皮，去籽、切成小块。

② 将葡萄洗净，去皮（连皮亦可），留下葡萄籽。

③ 将葡萄、苹果块、冷开水、柠檬汁与蜂蜜放入果汁机内搅打均匀。

④ 加入适量冰块即可。

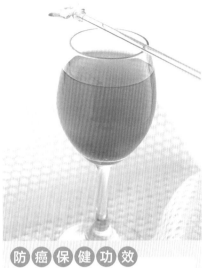

防癌保健功效

　　葡萄含维生素 C 和多酚化合物，可排除体内废物、增强身体免疫力。苹果含苹果多酚与丰富的胶质，具有抗氧化和抗癌作用。

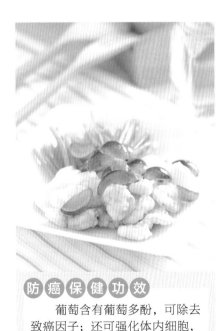

防癌保健功效

　　葡萄含有葡萄多酚，可除去致癌因子；还可强化体内细胞，避免早衰及动脉血管硬化。

葡萄海鲜沙拉

强化细胞＋保护血管

■ **材料：**
葡萄 15 颗，乌贼 50 克，鲜虾仁 50 克，芹菜 1 根

■ **调味料：**
橄榄油 45 毫升，葡萄酒醋 30 毫升，蜂蜜 15 克

■ **做法：**

① 将葡萄洗干净，切小块；乌贼和鲜虾仁分别以沸水烫过，取出放凉。

② 将芹菜洗干净，去掉叶片部分，切成小段状。

③ 将芹菜段、乌贼、鲜虾仁与葡萄铺在盘中。

④ 将橄榄油、蜂蜜和葡萄酒醋拌匀作为酱汁，淋在海鲜盘上即可。

菠萝

防癌有效成分
β-胡萝卜素
菠萝酶、维生素 C

食疗功效
消除水肿
促进血液循环

- 别名：凤梨、黄梨
- 性味：性平，味甘酸
- 营养成分：
维生素 A、维生素 B_1、维生素 B_2、维生素 B_6、维生素 C、叶酸、烟酸、钙、铁、磷、钾、钠、铜、镁、锌、硒、β-胡萝卜素、菠萝蛋白酶等

○ 适用者：一般大众　✗ 不适用者：凝血功能障碍患者、胃溃疡患者

🍎 菠萝为什么能防癌抗癌？

1 菠萝含 β-胡萝卜素，可降低胆固醇，预防上皮组织癌变与心血管病变。

2 菠萝中的菠萝蛋白酶可分解蛋白质，溶解阻塞于组织中的纤维蛋白及血液凝块，可改善局部血液循环，消除水肿及炎症。

菠萝主要营养成分

　　菠萝营养成分有维生素 A、B 族维生素、维生素 C、钾、菠萝蛋白酶等。其膳食纤维属于非水溶性膳食纤维，不溶于水，可在肠道中吸收水分，促进肠道蠕动，排除体内毒素。

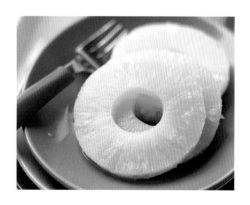

🦷 菠萝食疗效果

1 菠萝是含钾丰富、含钠极低的水果，有益于血压的控制，避免血压升高，可以预防心血管疾病，还可降低脑卒中的发生概率。

2 菠萝具有利尿、解热、消暑、解酒、降血压等功效，对缓解肾炎、小便不利、高血压、热咳、咽喉肿痛、支气管炎、消化不良、醉酒等症状有较好的效果。

☀ 菠萝食用方法

1 菠萝削皮时应注意将皮肉间黑斑点削掉，浸泡在盐水中 2~3 分钟，以减轻菠萝蛋白酶对身体造成的不适。

2 尽量不要吃过酸或过熟的菠萝。

🏥 菠萝饮食宜忌

1 菠萝食用过量容易刺激口腔黏膜，使味觉分辨能力降低。

2 对菠萝蛋白酶过敏者，食用菠萝后会出现皮肤发痒等症状，若食用后出现过敏症状，如头晕、呕吐、腹泻、全身发痒等，应尽快就医。

咖喱菠萝炒饭

清除活性氧 + 修复细胞

■ **材料:**

菠萝块、洋葱块各 200 克,猪肉末 150 克,葱末 20 克,鸡蛋液 100 克,米饭 450 克

■ **调味料:**

咖喱粉 2 大匙,食用油、盐、胡椒、醋各适量

■ **做法:**

① 烧热油锅,放入葱末爆香,再将鸡蛋液打入炒成蛋花后,取出备用。

② 热油锅,放入洋葱块、猪肉末、米饭及调味料翻炒后,再将蛋花加进来续炒。

③ 最后放入菠萝块炒至均匀,撒上葱末即可。

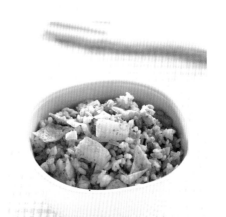

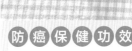

防癌保健功效

　　菠萝中的类黄酮、维生素 B_1、维生素 E、维生素 C 等抗氧化物质可抑制活性氧产生,除去活性氧,并修复因氧化而受伤或变异的细胞。

苦瓜菠萝汁

降低患癌率 + 抗氧化

■ **材料:**

苦瓜 100 克,菠萝 100 克,苜蓿芽少许,水 250 毫升

■ **调味料:**

蜂蜜 30 毫升,柠檬汁 5 毫升

■ **做法:**

① 将苦瓜洗净后去籽,切块;菠萝取肉切块,备用。

② 将全部材料放入果汁机中,搅打约 40 秒。

③ 调入蜂蜜、柠檬汁即可。

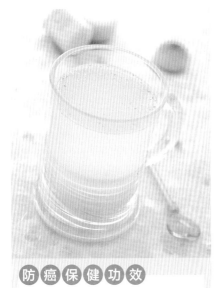

防癌保健功效

　　苦瓜能抑制癌细胞生长;菠萝含消化酶,可排除废物,预防肠癌。两者皆含维生素 C,可抗氧化和防癌。

梅子

防癌有效成分
柠檬酸、苹果酸
琥珀酸、鞣酸

食疗功效
增进食欲
平衡酸碱值

- **别名：** 酸梅、黄仔、合汉梅、干枝梅、乌梅、白梅

- **性味：** 性温，味甘酸

- **营养成分：**
  维生素 A、维生素 B_1、维生素 B_2、维生素 C、β-胡萝卜素、钙、磷、铁等

○ **适用者：** 一般大众、慢性病患者　　✗ **不适用者：** 高血压患者、肾功能不佳者

梅子为什么能防癌抗癌？

1 梅子中的酶能促进胃肠蠕动，消除胀气，积食导致的肠胃不适也会因胃肠蠕动而有所改善，让食物快速消化，加速胃肠排出有害物质。

2 梅子含有丰富的维生素 C，有助于防止细胞氧化。

3 梅子属于碱性食物，有助于体内酸碱平衡，经常吃梅子，可以调整体质、预防癌症。

4 研究显示，梅子所制成的梅干与梅精，可抑制空气污染中的致癌物质，有助于预防癌症。

梅子主要营养成分

1 梅子含柠檬酸、苹果酸、琥珀酸，可促进人体新陈代谢，消除体内因乳酸累积所产生的倦怠感。

2 梅子富含柠檬酸，具有促进血液循环、消除疲劳与抗老化的功效；如与钙质结合，还可强化骨骼；促进铁质吸收。

梅子食疗效果

1 梅子是碱性食品，可以中和鱼、肉等食品所带来的酸性物质，让血液维持中性，平衡身体的酸碱值。

2 梅子的酸味能刺激唾液分泌，达到开胃、增进食欲的效果。对于胃口不佳的慢性病患者或味觉退化的老年人，稍吃几颗梅子可增进食欲。

梅子食用方法

青梅苦涩，不宜生食，通常以盐渍、糖渍加工制成食品。

梅子饮食宜忌

1 有发热等感冒症状时不宜食用。

2 梅子本身的钾含量较高，被限制钠、钾摄取量的高血压患者、肾功能不佳者不宜多吃。

3 市面贩卖的腌渍梅子中有大量的盐及糖，糖尿病患者应注意糖的摄取量。

酥炸梅肉香菇

活化免疫细胞 + 平衡酸碱度

■ **材料：**

腌渍梅子 20 克，鲜香菇 20 克

■ **调味料：**

盐 7 克，淀粉 15 克，酱油 15 毫升，食用油适量

■ **做法：**

① 将梅子去核，切丁；将香菇洗净，去掉香菇蒂，划花刀。

② 将梅肉加入盐与酱油调味。

③ 将梅肉填入香菇凹陷中。

④ 将淀粉加些水调成糊状，将填满馅的香菇全部沾上淀粉糊。

⑤ 将锅里放油加热，将香菇放入炸熟即可盛出摆盘。

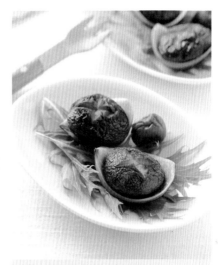

防 癌 保 健 功 效

　　梅子含丰富的维生素、有机酸以及钙、镁、铁、钾等矿物质，可平衡身体酸碱度，预防癌症的发生。

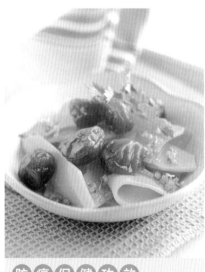

防 癌 保 健 功 效

　　梅子为碱性食品，能平衡血液酸碱值、净化血液，并可将毒素自然排出体外，具有杀菌、抗癌的效果。

梅香南瓜片

净化血液 + 杀菌排毒

■ **材料：**

南瓜 200 克，香菜 20 克，紫苏梅 20 克

■ **调味料：**

梅汁 2 小匙，玫瑰甜醋 1 小匙

■ **做法：**

① 将南瓜洗净，切薄片；紫苏梅去籽；香菜洗净切末，备用。

② 将南瓜片以沸水氽烫约 30 秒，取出，趁热与梅汁、玫瑰甜醋、紫苏梅一起搅拌均匀。

③ 撒上香菜末即可。

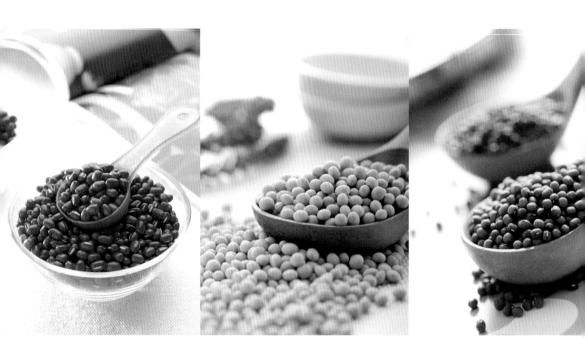

营养豆类

豆类有黄豆、黑豆、红豆、绿豆等品种及其制品,大多数的人较常摄取的是黄豆制品,如豆腐、豆干等。

无论是新鲜豆类还是豆制品,多数含有丰富的蛋白质、维生素、矿物质、膳食纤维及其他植化素,如植物性雌激素、卵磷脂、皂苷等,但加工后的豆制品所含的营养成分明显减少。

对更年期女性来说,豆类制品可缓解更年期的不适症状。补充富含植物性雌激素的黄豆,可改善心血管健康状况、增加骨密度并缓解更年期综合征的症状。

提示 稳定大脑神经，延缓老化

黄豆

防癌有效成分
异黄酮
大豆皂苷、卵磷脂

食疗功效
调节血糖
减缓更年期不适

● **别名**：大豆

● **性味**：性平，味甘

● **营养成分**：
膳食纤维、烟酸、维生素 B_1、维生素 B_2、维生素 E、异黄酮、
大豆皂苷、卵磷脂、镁、锌、钙、硒等

○ **适用者**：一般大众、更年期女性　✗ **不适用者**：痛风患者、尿酸过高者

黄豆为什么能防癌抗癌？

1 黄豆中的异黄酮是一种植物性雌激素，可缓解女性更年期不适症状及阻止肿瘤新血管生成，使突变细胞无法获得养分，抑制癌细胞生长。

2 大豆皂苷属强力抗氧化剂，可抑制自由基，达到防癌效果。大豆皂苷易和胆酸结合，保护肠道内膜不受胆酸的刺激与影响，可预防结肠癌。

黄豆主要营养成分

1 黄豆含有膳食纤维、维生素 B_1、维生素 B_2、维生素 E、烟酸、异黄酮、大豆皂苷、卵磷脂、镁、锌、钙、硒等。

2 黄豆中的蛋白质高于瘦肉、鸡蛋、牛乳。

黄豆食疗效果

1 黄豆中的大豆皂苷，含大豆异黄酮，能有效缓解女性更年期的不适症状。

2 黄豆富含卵磷脂，又称"血管清道夫"，可清除血管壁上的胆固醇，防止血管硬化；还可保护神经系统，强化记忆力，延缓衰老。

3 黄豆中的磷，对神经衰弱及体质虚弱者有益。

4 黄豆中的蛋白质能有效降低低密度脂蛋白，提高高密度脂蛋白，保护心血管。

5 黄豆中的铁，对缺铁性贫血患者很有帮助。

黄豆食用方法

因整颗黄豆不易消化，建议食用黄豆类制品，如豆浆、豆腐等，以利消化。

黄豆饮食宜忌

1 黄豆制成豆浆时应煮熟饮用，因生豆浆饮用后容易出现恶心、呕吐、腹胀、腹痛、腹泻、头晕、头痛等症状。

2 痛风或高尿酸血症患者不宜直接食用黄豆，可选黄豆制品，因其嘌呤含量较低。

3 黄豆与葱不要一起食用，因葱中的草酸与黄豆中的钙会形成草酸钙，人体不易吸收，可导致人体缺钙。

西红柿炒黄豆

预防乳腺癌＋预防心血管病

■ 材料：

西红柿 50 克，黄豆 20 克，洋葱 50 克，鸡蛋液 50 克，水 50 毫升

■ 调味料：

橄榄油 2 小匙，盐、白糖各 1 匙，西红柿酱 20 克

■ 做法：

① 将黄豆煮熟；西红柿去皮，切块；洋葱切丁。

② 将油锅烧热，先放入洋葱丁和黄豆，炒到洋葱丁变软。

③ 最后加水、西红柿块、鸡蛋液、调味料，将火调小，炒约 10 分钟即可。

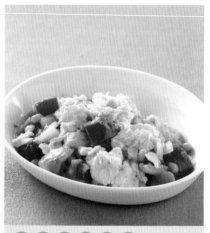

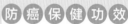

防 癌 保 健 功 效

　　研究发现，经常食用黄豆的女性罹患乳腺癌概率较低，黄豆还能预防心血管疾病。西红柿富含番茄红素，可抑制细胞癌化及肿瘤生长。

豆干百合炒鸡柳

防癌抗氧化＋延缓衰老

■ 材料：

鸡柳 120 克，鲜百合 20 克，甜椒 50 克，豆干 1 块，蒜泥、姜泥、花生仁各 15 克

■ 调味料：

酱油、香油各 5 毫升，糖 5 克，淀粉 1/4 匙，鱼露、胡椒、食用油各适量

■ 做法：

① 将鸡柳和调味料拌匀；甜椒去籽，切成条状；豆干洗净，切丝；鲜百合分成片状，备用。

② 用热锅炒香蒜泥、姜泥，再加入鸡柳一同拌炒。

③ 最后加入豆干丝、甜椒条、百合片和花生仁炒熟即可。

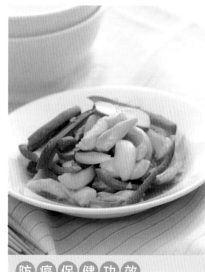

防 癌 保 健 功 效

　　甜椒富含植化素，抗氧化性强。豆干含大豆异黄酮，也能抗氧化，预防癌症。

豆干拌海带丝

健脾开胃 + 预防前列腺癌

■ **材料:**

海带 50 克,豆干 100 克,花生仁 50 克,大蒜、葱各 5 克

■ **调味料:**

酱油 1 匙,醋、盐各 1 小匙

■ **做法:**

① 将大蒜、葱洗净,切末;花生仁去皮。

② 将海带用水泡开,洗净后切丝;将豆干洗净后切丝,以沸水氽烫后捞起。

③ 将调味料加大蒜末、葱末拌成酱汁,加入海带丝及豆干丝中搅拌均匀,撒上花生仁即可。

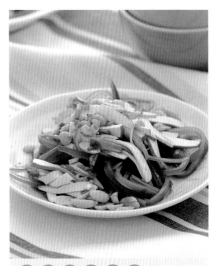

防 癌 保 健 功 效

豆干含大豆异黄酮,是一种强力抗氧化剂。研究发现,适量摄取大豆异黄酮,可帮助预防乳腺癌或前列腺癌。

黄豆排骨汤

预防细胞癌化 + 高纤清肠

■ **材料:**

排骨 60 克,黄花菜、黄豆各 30 克

■ **调味料:**

盐适量

■ **做法:**

① 将黄豆用水泡软;黄花菜去根部后洗净,热水焯后备用。

② 将排骨放入热水中氽烫,去血水,捞出备用。

③ 锅内放入所有材料,加水淹过排骨后焖煮至熟,起锅前加盐调味即可。

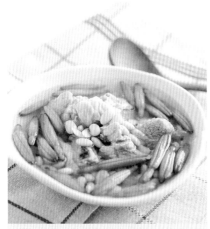

防 癌 保 健 功 效

黄花菜富含维生素 A 及膳食纤维,前者可抑制细胞突变为癌细胞,后者能够清除肠道废物;搭配具有抗氧化性的黄豆,有一定的防癌功效。

豆腐煎饼

预防子宫癌 + 调整体质

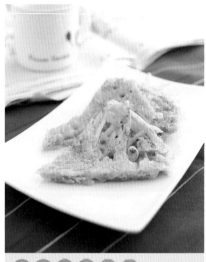

■ 材料：

传统豆腐 1 块，菠菜碎 50 克，胡萝卜碎 50 克

■ 调味料：

盐 1/4 小匙，橄榄油 1 小匙

■ 做法：

① 先将传统豆腐的水分控干。

② 在步骤①材料中加入菠菜碎、胡萝卜碎和盐拌匀。

③ 加热油锅，将步骤②材料整型成饼状，煎至金黄色即可。

防癌保健功效

豆腐中含有植物性雌激素，能预防与性激素有关的癌症，特别是乳腺癌和子宫癌；另外也可降低男性前腺癌的发病概率。

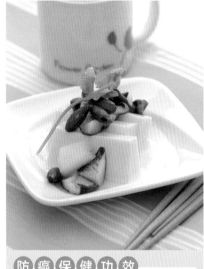

防癌保健功效

研究发现，多食用豆腐可摄取较多的异黄酮，此植化素具有很强的抗氧化能力，有助于预防乳腺癌或前列腺癌。

杏仁豆腐沙拉

预防乳腺癌 + 美容养颜

■ 材料：

嫩豆腐 300 克，苹果 100 克，炒杏仁 80 克，香菇 50 克

■ 调味料：

香油、白糖、盐、醋各 1 小匙

■ 做法：

① 将嫩豆腐和香菇洗净，切块，用沸水汆烫，捞出沥干。

② 将苹果去皮、去核，洗净、切成块状，放入盐水中以防变色。

③ 将香菇块、炒杏仁、苹果块和豆腐块放进盘中，淋上拌匀的调味料即可，可选择自己喜欢的香料进行装点。

扁豆

防癌有效成分
B 族维生素、钼
蛋白酶抑制剂

食疗功效
消暑排毒
健脾止泻

● **别名**：肉豆、白肉豆、豆角、峨眉豆、扁豆子、茶豆、沿篱豆

● **性味**：性平，味甘

● **营养成分**：
维生素 B_1、维生素 B_2、维生素 E、蛋白质、膳食纤维、钾、钙、镁、锌、钠、磷、铁、锰等

○**适用者**：一般大众、有白带异常的妇女　✗**不适用者**：易胀气或腹泻者

🍎 扁豆为什么能防癌抗癌？

1 扁豆中的蛋白酶抑制剂可预防自由基产生，抑制肿瘤生长，能有效防癌。

2 扁豆含丰富的微量元素——钼，钼在脂肪氧化作用的过程中扮演着重要角色，能降低癌症发生概率。

😊 扁豆主要营养成分

扁豆含有蛋白质、膳食纤维、维生素 B_1、维生素 B_2、维生素 E，以及钾、钙、镁、锌、钠、磷、铁、锰等矿物质。

🐨 扁豆食疗效果

1 扁豆清暑解渴、健脾胃、助消化、除湿止泻、解毒下气、和中止呕。

2 扁豆中丰富的锰，是成长、发育、伤口愈合、糖类与胆固醇代谢时不可或缺的微量元素。

3 扁豆中的 B 族维生素，可调节新陈代谢，维持皮肤和肌肉健康，增强免疫系统和神经系统功能。此外，还具有抗抑郁、缓和压力和情绪的作用，可减少心血管疾病的发生。

☀ 扁豆食用方法

1 扁豆虽含有铁，却不容易被人体吸收，可与维生素 C 含量高的食物一同食用，以便人体吸收。

2 生扁豆因含红细胞凝集素，具有凝血作用；另有一种皂苷，会破坏红细胞，造成溶血现象，也会强烈刺激胃肠黏膜，烹调时若加热不彻底会导致毒素残留。

🏛 扁豆饮食宜忌

扁豆勿食用过量，以免造成腹部胀气。

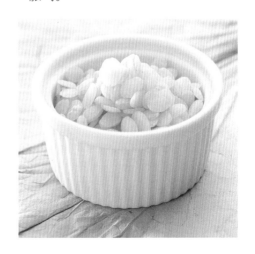

绿豆

防癌有效成分
苦杏仁苷
膳食纤维、核酸酶

食疗功效
排毒养颜
促进代谢

- **别名：** 文豆、青小豆
- **性味：** 性寒，味甘
- **营养成分：**
蛋白质、膳食纤维、钙、磷、铁、维生素 A、B 族维生素、维生素 E、β - 胡萝卜素等

○**适用者：** 一般大众、"三高"患者　✗**不适用者：** 脾胃虚弱的人

 ### 绿豆为什么能防癌抗癌？

1 绿豆中的苦杏仁苷，能协助人体将毒素由尿液排出，抑制癌细胞生长、繁殖，产生抗癌效果。

2 绿豆含有可抑制癌细胞的核酸酶，核酸酶可使体内癌细胞停止生长，并萎缩、消失等，达到防癌效果。

绿豆主要营养成分

绿豆营养丰富，其蛋白质、热量、钙、铁、维生素 B_1、维生素 B_2、磷等含量相对较高。

绿豆食疗效果

1 绿豆性寒、味甘，入心、胃两经，具有利尿消肿、清热消暑、润喉止渴及明目降压等功效，主治中暑、咽喉炎。

2 绿豆属碱性食物，可中和体内酸性物质，对胃肠道功能有保护作用。

3 绿豆可降低胆固醇，又具有保肝及抗过敏作用。

4 绿豆具有强力解毒功效，可解除多种生活环境中的毒素；其膳食纤维可协助体内毒素排出，促进身体正常代谢。

绿豆食用和使用方法

1 绿豆有解毒效果，绿豆汤是不错的选择；可用豆浆机自制绿豆浆，排毒效果佳。

2 民间有使用绿豆做枕头的习俗，长期使用，具有醒脑明目之功效，如用绿豆皮充作枕芯，效果更佳。

绿豆饮食宜忌

容易腹泻及正服用温补药品的人，不宜食用绿豆。

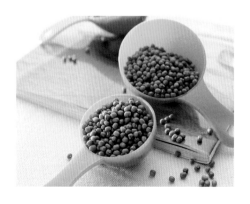

冬瓜绿豆汤

清热解毒＋高纤防癌

■ **材料：**

冬瓜 200 克，绿豆 100 克，葱 30 克，姜 10 克

■ **调味料：**

盐 1 小匙

■ **做法：**

① 将姜洗净，拍碎；葱洗净，打结；绿豆洗净，去掉浮于水面的豆皮，全放入沸水汤锅中炖煮。

② 将冬瓜去皮、去瓤，洗净，切块后放入汤锅内，炖至软但不要烂。

③ 最后加入少许盐调味即可。

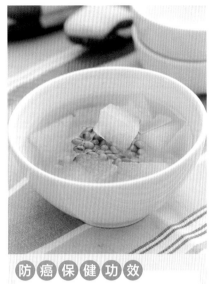

防 癌 保 健 功 效

　　绿豆含有丰富的膳食纤维，有助于排除体内废物，防止肠道细胞受到自由基的侵害，达到预防癌症的效果。

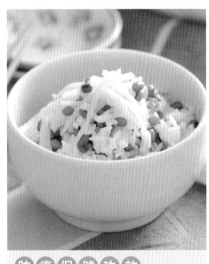

防 癌 保 健 功 效

　　绿豆含有大量的抗氧化成分，如类黄酮、多酚类等，对自由基引发的细胞伤害及癌细胞的产生，都具有抑制功效。

香笋绿豆饭

抑制自由基＋抗氧化

■ **材料：**

竹笋 80 克，大米 1 杯，绿豆 1 杯，水 500 毫升

■ **做法：**

① 先将竹笋切成丝，备用。

② 将笋丝、大米、绿豆洗净后，放入电饭锅中。

③ 加水至锅中，以电饭锅煮熟即可。

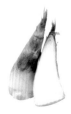

红豆

防癌有效成分
膳食纤维
皂苷、硒

食疗功效
排毒利尿
增强抵抗力

● **别名：** 赤豆、小豆

● **性味：** 性平，味甘

● **营养成分：**
蛋白质、糖类、膳食纤维、B族维生素、维生素 E、钾、铁、硒、多种氨基酸、磷等

○ **适用者：** 脚气水肿者　✗ **不适用者：** 尿频者、易胀气者

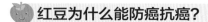

红豆为什么能防癌抗癌？

红豆富含膳食纤维，具有润肠通便作用，可降低结肠癌、直肠癌的发生概率；还能与胆汁酸结合并排出体外，减少胆固醇合成，预防动脉硬化。

红豆主要营养成分

红豆含有蛋白质、糖类、膳食纤维、B族维生素、维生素 E、钾、铁、硒、磷、多种氨基酸等营养成分。

红豆食疗效果

1 中医认为，红豆具有利尿消肿、清热解毒、健脾止泻、改善脚气、消除水肿的功效。

2 红豆的维生素 B_1 含量丰富，可预防脚气病，还可防止乳酸堆积在肌肉内造成肌肉疲劳，也能使糖分更容易分解，具有减重作用。

3 红豆含丰富的皂苷，具有刺激肠道的作用，可有效排除体内毒素；红豆还有良好的利尿效果，对排尿效果不佳的肾脏病、水肿患者有一定程度的帮助。

4 红豆含丰富的铁，能使人气色红润，还可补血、促进血液循环、强化体力、增强抵抗力，适合女性在生理期间食用。

红豆食用方法

1 红豆与燕麦、薏苡仁等谷类一起烹煮食用，营养价值更丰富。因红豆所含蛋白质为不完全氨基酸，和谷类氨基酸一起食用可使氨基酸的种类更加完整，对健康也更有帮助。

2 煮红豆前，泡红豆的水因含有皂苷成分，建议续煮，不要倒掉。

红豆饮食宜忌

1 红豆利尿，故尿频的人不宜食用。

2 红豆不宜与茶、咖啡及高钙食品一起食用，以免影响铁的吸收。

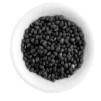

红豆薏苡仁汤

利水消肿＋排脓解毒

■ **材料：**
红豆 100 克，薏苡仁 200 克

■ **调味料：**
冰糖 30 克

■ **做法：**
① 将红豆和薏苡仁洗净，泡软。

② 先把薏苡仁放进水中熬煮，待水煮沸后，转小火再熬煮 20 分钟。

③ 加红豆熬煮 30 分钟，直到红豆及薏苡仁熟透，再加冰糖调味即可。

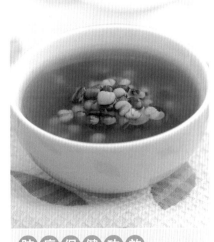

防 癌 保 健 功 效

红豆能利尿消肿、排脓解毒，适合活动量少的患者食用。红豆和薏苡仁均富含膳食纤维，可促进肠道蠕动以排除废物，预防肠癌。

椰汁红豆粥

排毒利尿＋预防癌症

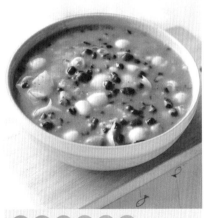

防 癌 保 健 功 效

红豆中丰富的膳食纤维，能够帮助体内排出有毒物质；所含的皂苷，能减少肠道细胞受自由基的侵害，具有预防癌症的功效。

■ **材料：**
莲子 20 克，百合 10 克，红豆 40 克，大米 100 克，椰浆 50 毫升，水适量

■ **调味料：**
冰糖 3 大匙

■ **做法：**
① 将莲子、百合、红豆和大米洗净。将红豆泡水至略微胀大，放入蒸锅蒸 30 分钟。

② 将大米、水、百合和莲子倒入电饭锅，煮成粥。

③ 加入红豆、椰浆和冰糖，待冰糖溶化即可。

提示 促进新陈代谢，抗氧化，防衰老

黑豆

防癌有效成分
花青素
大豆异黄酮

食疗功效
养颜美容
降低胆固醇

- **别名：** 乌豆、黑小豆、黑大豆

- **性味：** 性平，味甘

- **营养成分：**
  膳食纤维、蛋白质、B族维生素、维生素E、钙、磷、铁、铜、镁、卵磷脂等

○ **适用者：** 一般大众、"三高"患者　✗ **不适用者：** 肾结石患者、痛风患者

黑豆为什么能防癌抗癌？

1 黑豆中的大豆异黄酮，可抑制癌细胞生长，阻止肿瘤周边血管生成。

2 黑豆种皮含丰富的花青素，其属强力抗氧化物质，可提升人体攻击癌细胞的能力，进而抑制癌细胞。

黑豆主要营养成分

1 黑豆中的蛋白质含量较高；黑豆中氨基酸含量丰富，特别是含有人体必需的8种氨基酸。

2 黑豆所含卵磷脂可活化脑部细胞，还可促进胆固醇代谢，降低血脂。

黑豆食疗效果

1 黑豆含多种酶，可净化血液、清肾解毒、消除水肿。常吃黑豆，也有美容与改善体型的效果。

2 黑豆中的豆类植物固醇，可抑制人体吸收胆固醇，降低血液中胆固醇含量。

3 黑豆中的大豆异黄酮可改善骨质疏松，缓解更年期女性不适。

黑豆食用方法

1 黑豆最好熟食，因生食黑豆不易消化，且生黑豆中含有胰蛋白酶抑制剂，会降低身体对蛋白质的吸收。

2 建议磨成黑豆浆或磨成粉食用。

黑豆饮食宜忌

1 服用中药时，不宜食用黑豆。

2 豆类的嘌呤含量都很高，黑豆也不例外，所以尿酸高的患者要避免大量摄取。

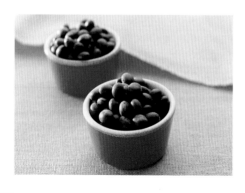

养生黑豆浆

润肠通便＋抗老化

■ **材料：**
黑豆 100 克

■ **调味料：**
黑糖 2 小匙

■ **做法：**
① 将黑豆洗净，泡水一夜。
② 将黑豆和适量的水一同放入果汁机中搅打，滤掉残渣。
③ 将步骤 ② 煮沸，再依照个人喜好，加入适量黑糖拌匀即可。

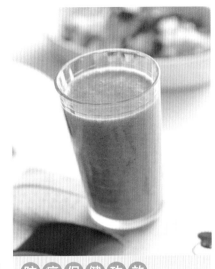

防癌保健功效
　　黑豆含有大量的微量元素，其中钼、硒等都具有防癌及抗老化的功效。膳食纤维则可促进胃肠蠕动，预防便秘及大肠癌。

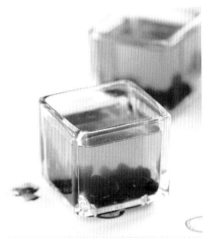

黑豆蜜茶

抗氧化 + 抑制脂肪囤积

■ **材料：**
黑豆 100 克，水 3 杯

■ **调味料：**
蜂蜜 1 大匙

■ **做法：**
① 将黑豆洗净，干炒至皮裂。
② 将水倒入锅中，煮沸后加入黑豆，转小火煮 10～15 分钟。
③ 颜色变深后熄火闷一下，放凉后加入蜂蜜拌匀，饮用前过滤一下口感更好。

防癌保健功效
　　黑豆含有丰富的维生素 E、花青素及谷胱甘肽，这些成分除显著抑制人体血液中脂肪及低密度脂蛋白的氧化外，还具有抗癌功效。

提示 含丰富的叶酸，有助于延缓癌细胞增生

豌豆

防癌有效成分
维生素 C
叶酸、维生素 B_6

食疗功效
消炎抗菌
美白防老

- **别名：** 青豆仁、荷兰豆

- **性味：** 性平，味甘

- **营养成分：**
蛋白质、膳食纤维、B 族维生素、维生素 C、
叶酸、β-胡萝卜素、铁、钾等

○ **适用者：** "三高" 患者 ✗ **不适用者：** 易腹胀者

豌豆为什么能防癌抗癌？

1 豌豆含丰富的叶酸，叶酸可提升维生素 B_{12} 的功效，这两种维生素协同作用，可促进红细胞发育和成熟。叶酸参与核酸和核蛋白的合成，有助于延缓癌细胞增生。

2 豌豆中的维生素 B_6 是蛋白质和氨基酸代谢过程必需的辅助因子，可帮助人体正常代谢，防止致癌物质增生。

豌豆主要营养成分

1 豌豆含有蛋白质、膳食纤维、B 族维生素、维生素 C、叶酸、β-胡萝卜素、铁、钾等营养成分。

2 豌豆蛋白质含量丰富，且消化率比黄豆蛋白质高，可作为补充蛋白质的来源。

豌豆食疗效果

1 中医认为豌豆性平味甘，入脾、胃、大肠经，具有和中益气、利尿、解疮毒、通乳消胀等功效。

2 豌豆含有丰富的 β-胡萝卜素，食用后可在体内转化为维生素 A，有润肤的作用，皮肤干燥者可多吃。

3 老年人若中气不足，可以食用豌豆仁煮羊肉，以强精益气。

豌豆食用方法

1 豌豆种子称为豌豆仁，也常被叫作青豆仁，大多制成冷冻蔬菜或罐头，在超市中常见豌豆仁与玉米粒、胡萝卜丁一起成袋包装，方便食用。

2 甜豌豆适合生食、炒食。为避免影响口感，豌豆荚两侧的茎丝一定要撕去。

豌豆饮食宜忌

豌豆不可多吃，以免造成腹胀。

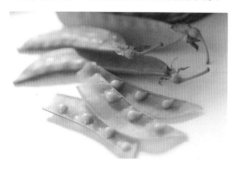

豌豆烤麸

预防便秘 + 降低患癌率

■ 材料：

豌豆 40 克，胡萝卜丁 40 克，烤麸 50 克，
大蒜末 10 克

■ 调味料：

橄榄油 1 小匙，盐、酱油、水淀粉各少许

■ 做法：

① 将豌豆、胡萝卜丁氽烫后沥干备用。

② 炒锅加热后倒油，炒香大蒜末。

③ 加入 1/2 杯水后，倒入豌豆、胡萝卜丁和调味料炒匀。

④ 最后加入烤麸略炒即可。

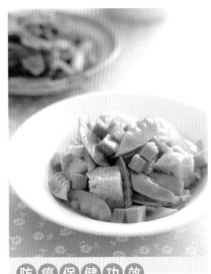

防 癌 保 健 功 效

　　豌豆富含维生素 B_6，可防止人体致癌物质的合成，降低癌症发生率；胡萝卜中的膳食纤维能预防便秘，降低大肠癌罹患率。

荞麦豌豆粥

高纤排毒 + 预防乳腺癌

■ 材料

荞麦 150 克，豌豆 120 克，大米 120 克

■ 做法：

① 将荞麦、豌豆、大米清洗干净。

② 把全部材料放入锅中，加适量水一起熬煮成粥即可。

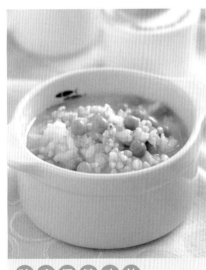

防 癌 保 健 功 效

　　豌豆富含的 β - 胡萝卜素能阻碍致癌物质与癌细胞的形成；膳食纤维能促进胃肠蠕动，保持排便顺畅，降低肠癌的发生率。

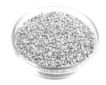

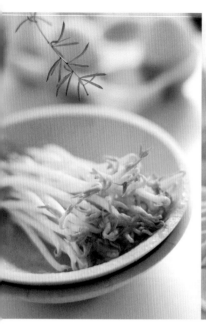
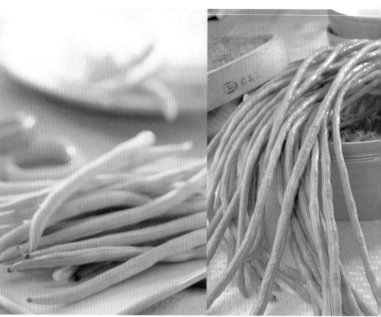

芽菜豆菜类

有些植物在发芽期间,某些营养成分最丰富。

生活中常见以绿豆、红豆、黄豆种出的豆芽菜,使用嫩豌豆种出的豆苗、苜蓿芽等,这些都属于芽菜类。因其含有丰富的维生素(如 B 族维生素、维生素 C、维生素 D、维生素 E)、矿物质(如钙、铁、钾等)、β–胡萝卜素、多种氨基酸,并含有高量的活化酶,对健康非常有益。

提示 含干扰素诱生剂，具抗癌能力

豆芽

防癌有效成分
大豆异黄酮
天门冬氨酸

食疗功效
消除疲劳
防止动脉硬化

● **别名：** 如意菜、银芽

● **性味：** 性温，味甘

● **营养成分：**
维生素 A、B 族维生素、维生素 C、钾、钙、铁、
天门冬氨酸等

○ **适用者：** 一般大众　✗ **不适用者：** 痛风患者、脾胃虚弱者

豆芽为什么能防癌抗癌？

1 豆芽中含有一种干扰素诱生剂，能促进干扰素生长，增强人体抗病毒、抗癌的能力。

2 豆芽含大量膳食纤维，不仅是美容瘦身的好蔬菜，还可以预防食管癌、胃癌、直肠癌等。

豆芽主要营养成分

豆芽的营养成分比豆子更丰富，且利用率高。如黄豆芽的蛋白质利用率比黄豆高约 10%。黄豆发芽后，β-胡萝卜素、维生素 B_2、天门冬氨酸含量均有所增加。

豆芽食疗效果

1 豆芽中的维生素 E 能保护皮肤和毛细血管，防止动脉硬化，防治高血压。

2 豆芽有清暑热、调和五脏、利尿消肿的作用；且能减少体内乳酸堆积，消除疲劳。

3 健康正常的大脑细胞中存在一定数量的磷酸酶物质，癫痫者则缺乏该物质。豆芽中含有硝基磷酸酶，能预防和减少癫痫发作。

豆芽食用方法

烹煮豆芽时加点醋，能阻止维生素 B_2 过多流失。豆芽烹饪时间不宜太久，否则易破坏不耐热的营养成分。

豆芽饮食宜忌

1 豆芽不宜生食，必须煮熟后食用才利于消化。

2 豆芽属高钾、高嘌呤食材，须控制钾摄取量的患者，最好先烫过后再食用，并避免饮用汤汁。痛风患者在发作时暂时不要吃豆芽。

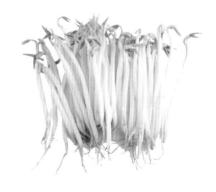

龙须菜炒豆芽

抑制癌细胞＋强化免疫力

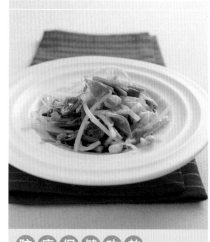

■ 材料：
黄豆芽 300 克，龙须菜（海藻类）50 克，红辣椒 1 个，虾米 15 克

■ 调味料：
盐 1/4 小匙，酒 1/6 小匙，食用油适量

■ 做法：
① 将黄豆芽洗净；龙须菜洗净，切段；红辣椒去蒂，洗净，切片；虾米泡水，备用。
② 用热油锅爆香虾米及红辣椒片，再加入龙须菜段、黄豆芽及调味料略炒即可。

防 癌 保 健 功 效

龙须菜的水溶性多糖可活化体内免疫细胞，对肝癌、乳腺癌与肺癌等都有良好的抑制效果；黄豆芽富含类黄酮，有抑制乳腺癌的作用。

醋渍黄豆芽

清热解毒＋预防直肠癌

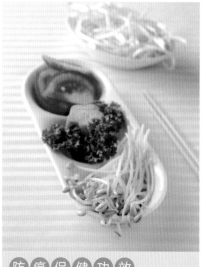

■ 材料：
黄豆芽 120 克，西蓝花 1 小朵，胡萝卜 1 片，西红柿 3 片

■ 调味料：
醋 6 匙

■ 做法：
① 将黄豆芽洗干净，放入锅中，加入醋用小火慢慢煮熟。
② 将黄豆芽稍焖一下。
③ 将西蓝花、胡萝卜片、西红柿片装饰在黄豆芽旁即可。

防 癌 保 健 功 效

黄豆芽中的叶绿素，能够分解人体内的亚硝胺，所以多吃黄豆芽能预防直肠癌及多种消化道恶性肿瘤。

可口银芽汤

预防消化道癌 + 改善便秘

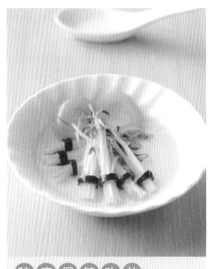

■ 材料：

绿豆芽 60 克，黄甜椒片 1 片，辣椒圈少许

■ 调味料：

盐 1 小匙

■ 做法：

① 将绿豆芽洗干净。

② 把绿豆芽放入锅中用清水煮开。

③ 煮沸后转小火，将绿豆芽煮软后加入盐调味。

④ 用黄甜椒片及辣椒圈点缀即可。

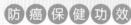 防 癌 保 健 功 效

　　绿豆芽富含膳食纤维，是便秘患者的健康蔬菜，能有效预防食管癌、胃癌、直肠癌等消化道的癌症。

西红柿豆芽猪肉汤

修复细胞 + 降低致癌率

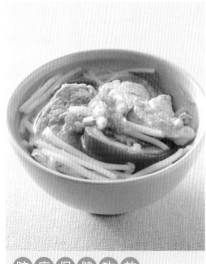

防 癌 保 健 功 效

　　绿豆芽含丰富的维生素 C，可以中和自由基，减少癌症发生。西红柿的番茄红素可抑制癌细胞的生长及扩散。

■ 材料：

猪里脊肉、绿豆芽各 110 克，西红柿 200 克，葱花 15 克，高汤 600 毫升

■ 调味料：

盐 3 克，胡椒粉 2 克，香油 5 毫升

■ 做法：

① 将西红柿去蒂，洗净后切成 4 等份；绿豆芽去除根部，洗净；猪里脊肉洗净，切片。

② 将肉片放入沸水中烫至 5 分熟，捞出。

③ 锅中倒入高汤煮开，放入西红柿、肉片，用小火煮 5 分钟，加入绿豆芽、盐、胡椒粉煮熟，再加入香油调味，撒上葱花即可。

苜蓿芽

防癌有效成分
叶绿素
维生素 C、维生素 E

食疗功效
降低胆固醇
增加骨密度

- **别名：** 西洋芽菜
- **性味：** 性寒，味甘
- **营养成分：**
  蛋白质、膳食纤维、维生素 A、B 族维生素、维生素 C、钙、磷、铁、钠、钾、镁、β-胡萝卜素、植物酶等

○ 适用者：一般大众　　✗ 不适用者：系统性红斑狼疮患者、有自身免疫性疾病患者

苜蓿芽为什么能防癌抗癌？

1 苜蓿芽含有丰富的维生素 E，具有绝佳的抗氧化效果，可抑制癌细胞生长。

2 苜蓿芽内含丰富的叶绿素，叶绿素有净血功效，能将体内残余的毒素与重金属分解，并排出体外，降低癌症发生概率。

苜蓿芽主要营养成分

苜蓿芽中的蛋白质含量丰富，碱性度偏高，可矫正现代人因摄取大量肉类而偏酸性的体质，进而改善多种因代谢失调所导致的慢性病。

苜蓿芽食疗效果

1 苜蓿芽含有多种酶，能帮助人体消化吸收，帮助分解脂肪、促进血液凝固、提高体内抗氧化能力。

2 苜蓿芽中的膳食纤维可以预防动脉粥样硬化，并可降低胆固醇的含量。

3 苜蓿芽中的维生素 E 具有抗氧化作用，可预防老化。

4 苜蓿芽含维生素 K，具有激活骨细胞的羧化作用，可以提高骨质与钙的结合，有助于增加骨密度。

苜蓿芽食用方法

1 苜蓿芽爽脆可口，具有独特的香味，可生吃，也可蘸酱吃，或做成三明治。

2 苜蓿芽具有久煮不烂的特性，爱吃火锅的人，可以试试看。

苜蓿芽饮食宜忌

1 苜蓿芽含天然有毒成分——刀豆氨酸，属有毒碱性氨基酸，有自身免疫性疾病的患者不可食用。

2 儿童、老年人、免疫力低的人，最好不要生食苜蓿芽，以熟食为宜。

苜蓿芽卷

高纤低卡 + 清洁肠道

■ 材料：
全麦润饼皮 2 张，五谷粉 10 克，苜蓿芽 20 克，葡萄干 5 克，红甜椒条 10 克，黑橄榄片 3 克，苹果条、大黄瓜条、海藻各 30 克

■ 调味料：
酸奶 45 毫升

■ 做法：

① 将全麦润饼皮铺上一层苜蓿芽，再将葡萄干、苹果条、大黄瓜条、红甜椒条、黑橄榄片、海藻依次放入，撒上五谷粉及酸奶，再铺一层苜蓿芽。

② 将步骤①材料卷起，切成段食用即可。

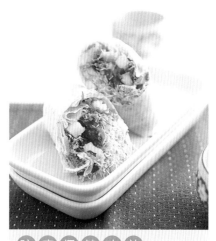

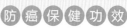 防 癌 保 健 功 效

苜宿芽是高膳食纤维、低热量的蔬菜，丰富的膳食纤维可以帮助将人体肠道内的有毒物质排出体外，减少致癌因子对人体的伤害。

五彩沙拉

强化血管 + 美白养颜

■ 材料：
生菜 100 克，苜蓿芽 50 克，西红柿丁 50 克，海藻 50 克，洋葱末 30 克，黄甜椒片 30 克

■ 调味料：
柠檬汁 1 汤匙，橘子汁 1 小匙

■ 做法：

① 将调味料拌匀，备用。

② 将海藻略氽烫后冲凉备用。

③ 将所有材料混合，淋上步骤①的调味料即可。

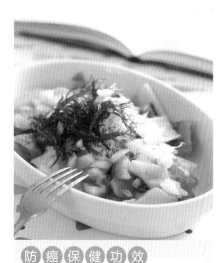

防 癌 保 健 功 效

苜蓿芽含有大量的维生素E，能防止脂肪过氧化，强化血管，使血液循环更顺畅，还可预防癌症，并具有美容养颜的功效。

提示 促进体内毒素排出，减少癌细胞生成

菜豆

防癌有效成分
皂苷
维生素 A、B 族维生素
维生素 C

食疗功效
预防贫血、促进胃肠蠕动

- **别名**：敏豆、云豆、茅豆、四季豆
- **性味**：性平，味甘淡
- **营养成分**：
  膳食纤维、维生素 A、维生素 B_1、维生素 B_2、维生素 C、钙、磷、铁、烟酸等

○ **适用者**：一般大众、糖尿病患者　✗ **不适用者**：易腹胀者

🍎 菜豆为什么能防癌抗癌？

1 菜豆中的维生素 A 具有抗氧化作用，可使人体正常细胞免受自由基伤害，避免形成癌细胞。

2 菜豆中的皂苷，在体内会与胆汁酸及胆固醇结合，具有抗癌作用。

😊 菜豆主要营养成分

1 菜豆含铁，可促进造血，有助于改善贫血症状。

2 菜豆中大部分的膳食纤维是非水溶性，有助于促进胃肠蠕动，预防便秘。

🦷 菜豆食疗效果

1 菜豆中的钠含量较少，适合需要控制钠摄入量的人食用。

2 菜豆中的维生素 B_1 可协助脚气病患者改善脚部水肿现象。

3 菜豆具有健脾益气、消暑化湿的效果，还可调和脏腑、增补精神，适合脾胃虚寒的人食用。

☀ 菜豆食用和保存方法

1 菜豆可大火快炒，亦可煮汤，撕去豆荚两端及两侧茎丝，折成段下锅，至豆荚草腥味消失后即可食用。

2 菜豆可直接放在塑料袋中冷藏，可保存 5~7 天。若时间存放过长就会逐渐出现咖啡色斑点。如果想保存得更久一点，可将菜豆洗净，用盐水氽烫后沥干，再冷冻保存。水分一定要沥干，否则冷冻过的菜豆会粘在一起。

🧑‍⚕ 菜豆饮食宜忌

1 菜豆含有红细胞凝集素和皂苷，生食对人体有害，如对胃肠道刺激强烈，故一定要煮熟后再食用。

2 菜豆中的草酸在消化时会与小鱼干中的钙结合，形成人体无法吸收的草酸钙，进而影响人体对钙的吸收，建议两者不要一起食用。

干煸菜豆

预防肿瘤＋防结肠癌

■ 材料：

猪肉末 15 克，菜豆 350 克，葱 15 克，大蒜、
姜各 10 克，辣椒 5 克

■ 调味料：

盐 3 克，糖 5 克，酱油 3 毫升，食用油适量

■ 做法：

① 将菜豆洗净去头尾，切段；葱、大蒜、姜洗
净切末；辣椒洗净切碎。

② 加热油锅后放入菜豆，炸至略呈黄色，捞起
凉后再放入锅中略炸，盛出备用。

③ 锅中爆香葱末、姜末、大蒜末，加入猪肉末
炒香，再放入菜豆段和调味料，炒匀后撒上
辣椒碎即可。

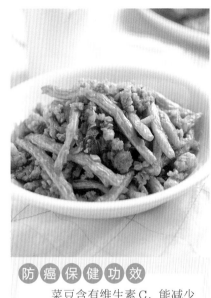

防 癌 保 健 功 效

菜豆含有维生素 C，能减少
自由基对细胞的伤害，预防肿瘤
的发生；丰富的膳食纤维可预防
结肠癌。

凉拌菜豆

抑制致癌因子＋预防前列腺癌

■ 材料：

菜豆段 300 克，木耳丝 20 克，胡萝卜丝、洋葱丝
各 30 克，大蒜末 10 克，黑芝麻、白芝麻各少许

■ 调味料：

盐 1/2 小匙，糖、香油各 1 小匙，胡椒粉少许

■ 做法：

① 分别将菜豆段、木耳丝和胡萝卜丝烫熟，再
用冰块水冰镇后沥干备用。

② 将大蒜末与调味料拌匀备用。

③ 将步骤 1 的材料、洋葱丝、黑芝麻、白芝麻
及步骤 2 的调味料拌匀即可。

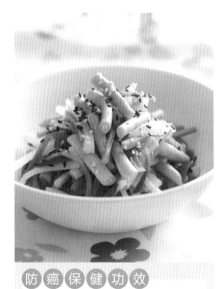

防 癌 保 健 功 效

菜豆中的植物性雌激素能降
低雄性或雌性激素对细胞的刺激
作用，抑制与激素相关的癌细胞
生长，能预防乳腺癌、前列腺癌等。

豇豆

防癌有效成分
B 族维生素、维生素 C
膳食纤维、肌醇

食疗功效
帮助皮肤再生
刺激胃肠蠕动

- **种类：** 长菜豆、饭菜豆
- **性味：** 性平，味甘
- **营养成分：**
  蛋白质、糖类、膳食纤维、B 族维生素、维生素 C、钙、铁、钾、磷等

〇 **适用者：** 一般大众、便秘困扰者、糖尿病患者　✗ **不适用者：** 易腹胀者

🍎 豇豆为什么能防癌抗癌？

1 豇豆中的维生素 C 与叶酸，能促进抗体的合成，提高人体抵抗病毒的能力。

2 豇豆富含膳食纤维，可降低胆固醇，以及糖尿病和心血管疾病的发病率；还可促进肠蠕动，有通便、防便秘的功效，可降低结肠癌、直肠癌的发病率。

3 豇豆中的肌醇可减缓、阻碍癌细胞增殖；大豆异黄酮可切断癌细胞氧气及营养来源，两者都具有抗癌作用。

🌀 豇豆主要营养成分

1 豇豆含有蛋白质、糖类、膳食纤维、B 族维生素、维生素 C、钙、铁、锌、钾等营养成分。

2 豇豆的铁及锌含量很高，是补充铁和锌的优质食物来源。

🦷 豇豆食疗效果

1 豇豆中的半胱氨酸能清除自由基，延缓老化，抗辐射，抵抗空气污染，中和毒物；它也是皮肤构造的重要成分，能帮助皮肤再生，加速伤口愈合。

2 豇豆中的维生素 B_1，能维持消化腺正常分泌及胃肠蠕动，有助于消化、改善食欲。

3 豇豆中的微量元素——锰，能预防癌症和心脏病，还可减少钙质流失，预防更年期女性的骨质疏松症。

4 豇豆性平味甘，有滋补解热、利尿消肿的作用。

☀ 豇豆食用方法

1 豇豆无论是蒸、煮、炒、炸都很适合，煮粥食用也是不错的方式。

2 豇豆可切段腌成豇豆干。将新鲜、成熟的豇豆切成 3~4 厘米长的段，经淡盐水煮熟，放在太阳下晒干后，即可装袋储存。

➕ 豇豆饮食宜忌

春季所产的豇豆生物碱较多，必须煮至变色，即青绿色变为黄绿色，以避免食物中毒。

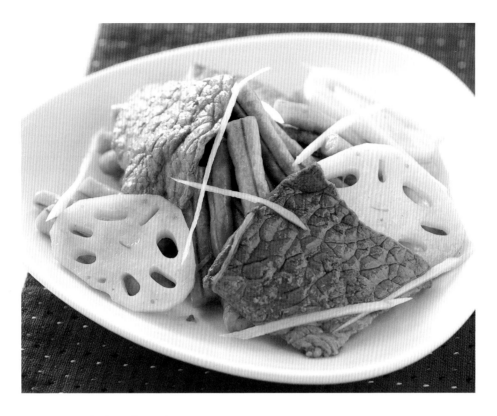

豇豆炒牛肉

保护血管＋降低患癌率

■ 材料：

豇豆 150 克，莲藕 50 克，牛肉 100 克，姜 10 克

■ 调味料：

酱油、代糖、酒、味醂各 2 小匙，橄榄油 1 小匙

■ 做法：

① 将所有材料洗净。豇豆切段，莲藕切片，牛肉切片，姜切丝，备用。

② 热油入锅爆香姜丝，加入牛肉片略炒。

③ 加入调味料炒匀，再加莲藕片及少许水拌炒。

④ 最后加入豇豆段炒熟即可。

防 癌 保 健 功 效

豇豆含单宁、花青素及黄酮醇等植化素，能降低患癌率、预防心血管疾病。莲藕含大量维生素 C，是极好的抗氧化剂，具有抗癌功效。

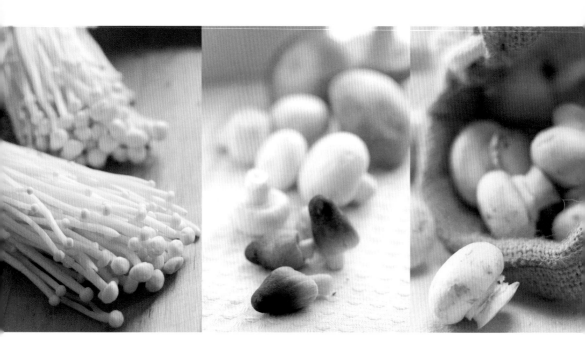

鲜美菌菇类

菌菇类的蛋白质含量高于一般蔬菜，其共同特点：高膳食纤维，含丰富的 B 族维生素、维生素C与矿物质等。经常食用的菌菇类有草菇、香菇、金针菇、木耳等。

研究表明，菌菇类中的多糖可抑制肿瘤生长，或具有刺激淋巴细胞的功效，增加抗体的形成，调节免疫机制，进而对抗肿瘤，对增强人体免疫力很有帮助。

提示 含多种抗癌物质，有效抑制癌细胞生长及转移

香菇

防癌有效成分
香菇多糖
麦角固醇
核酸

食疗功效
促进消化
增强免疫功能

- **别名：** 香蕈
- **性味：** 性平，味甘
- **营养成分：**
蛋白质、膳食纤维、维生素 B_1、维生素 B_2、维生素 C、钙、磷、铁、叶酸等

○ **适用者：** 一般大众，血糖、血压偏高者　✗ **不适用者：** 肾脏病患者、痛风患者、尿酸过高者

🍎 香菇为什么能防癌抗癌？

1 香菇含有香菇多糖，能增强人体免疫能力，激活体内自然杀伤细胞、T 淋巴细胞和吞噬细胞，促进产生抗体，减缓癌细胞的繁殖与生长。

2 香菇中的核酸可使细胞发育正常，防止癌细胞形成。

3 香菇含有大量膳食纤维，可使胃肠道内积存的废物排出，预防胃肠道病变或癌变。

香菇主要营养成分

1 香菇含有蛋白质、膳食纤维、维生素 B_1、维生素 B_2、维生素 C、钙、磷、铁、叶酸等营养成分。

2 香菇含有一般蔬菜中所缺乏的麦角固醇，麦角固醇为维生素 D 的前体物质，人体吸收后，经日光或紫外线照射，即转变为维生素 D，维生素 D 具有促进钙质吸收的功效，可增强人体抵抗力，强化骨骼。

香菇食疗效果

1 中医认为，香菇性平味甘，入胃、肝两经，可化痰理气、益胃助食，能改善便秘症状。

2 香菇所含核酸类物质，可抑制血清和肝脏中胆固醇的增加，促进血液循环，防止动脉硬化并降血压。

3 香菇中的干扰素诱导剂可对病毒加以控制，如单纯性疱疹病毒。当人体免疫系统功能失调时，可多食用香菇调节免疫力。

香菇食用方法

1 烹调香菇前需要先用温水浸泡。适度泡发可将其中的核糖核酸催化释出鲜味物质，但也不宜浸泡过久。

2 泡香菇的水不要倒掉，因为这些水可以加入菜肴中增加鲜味。

香菇饮食宜忌

1 香菇属嘌呤含量较高的食物，肾脏病患者或痛风患者不宜多食。

2 野生香菇很难判断其是否有毒性，建议大家勿随意采摘野菇来食用。

香菇茭白

预防细胞癌化 + 抗氧化

■ 材料：

鲜香菇丝 30 克，茭白丝 200 克，大蒜末 20 克

■ 调味料：

盐 2 克，香油 2 毫升，酱油少许，食用油适量，
糖 1 克

■ 做法：

① 分别将鲜香菇丝和茭白丝汆烫后沥干，备用。

② 炒锅放油，加热后加入步骤①材料、大蒜末
及调味料，拌炒均匀即可。

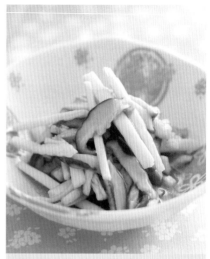

（防）（癌）（保）（健）（功）（效）

　　研究发现，香菇含有多糖聚
合物，有抑制细胞癌化之效。另
外，茭白也富含植化素，具有很
强的抗氧化能力。

香菇焖鲑鱼

预防肝癌 + 抗肿瘤

■ 材料：

鲜香菇 150 克，鲑鱼 80 克，山芹菜叶（较嫩部位）
100 克，水 3/4 杯

■ 调味料：

a 盐、胡椒粉、酒各少许
b 酱油 1/2 大匙，糖少许

■ 做法：

① 将鲜香菇洗净切块；鲑鱼洗净切块；山芹菜
叶洗净切段。

② 将鲑鱼块用调味料 a 略腌。

③ 将鲑鱼块、鲜香菇块及水入锅焖煮 4 分钟。

④ 加入调味料 b 煮熟，盛盘后，再撒上山芹菜
叶即可。

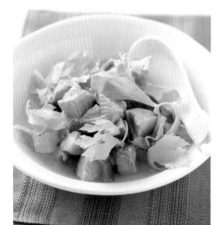

（防）（癌）（保）（健）（功）（效）

　　香菇含有香菇多糖，目前已
被应用于癌症的临床医治，对肝
癌有抑制作用，并具有抗肿瘤的
作用。

香菇鸡汤

促进新陈代谢 + 强化免疫力

■ **材料：**

土鸡 1000 克，鲜香菇 20 克，竹笋 500 克

■ **调味料：**

盐 1 大匙

■ **做法：**

① 将收拾干净的土鸡剁成块状，先以沸水汆烫，再用清水洗净。

② 鲜香菇洗净去蒂头，切块；竹笋洗净切块，备用。

③ 锅内加入适量的水煮沸，放入香菇块、竹笋块和土鸡块，约煮 20 分钟，最后加盐调味即可。

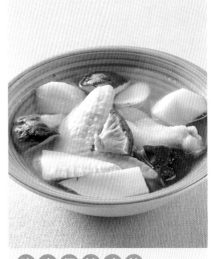

防 癌 保 健 功 效

香菇富含 β - 葡聚糖，可抗病毒与肿瘤。鸡肉含蛋白质，可补充体力、强化免疫力。竹笋的膳食纤维能代谢废物，防止细胞癌变。

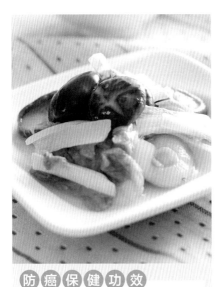

防 癌 保 健 功 效

小白菜含多糖及维生素 C，可保护细胞不受自由基伤害，减少癌细胞侵害。香菇含丰富 β - 葡聚糖，具有抗病毒与抗肿瘤之功效。

香菇烩白菜

清除自由基 + 抗氧化

■ **材料：**

小白菜 100 克，香菇 15 克

■ **调味料：**

盐和酱油各适量，橄榄油少许

■ **做法：**

① 用温开水泡香菇，去蒂，洗净并切花刀；小白菜洗净切段；备用。

② 锅中放油烧热，加入小白菜段略炒，再放入香菇一起炒。

③ 加入适量的水，以盐与酱油调味，盖上锅盖，将小白菜段煮软即可。

草菇

防癌有效成分
维生素 B$_1$、维生素 C
麦角固醇、香菇多糖

食疗功效
滋阴壮阳
解毒补血

- **别名：** 兰花菇、中国蘑菇、秆菇、麻菇、南华菇、贡菇、家生菇

- **性味：** 性寒，味甘

- **营养成分：**
  维生素 B$_1$、维生素 B$_2$、维生素 C、烟酸、钙、铁、钾、磷、锌等

○ 适用者： 一般大众、贫血患者　　**✗ 不适用者：** 脾胃虚寒者

草菇为什么能防癌抗癌？

1 草菇含有一种异构蛋白，能够抑制癌细胞的生长，改善体质，提升人体免疫力，是极佳的抗癌食物。

2 草菇含有的防癌植化素香菇多糖，属于多糖的一种，可增强体内细胞的防卫能力，进而达到防癌的功效。

草菇主要营养成分

1 草菇含有维生素 B$_1$、维生素 B$_2$、维生素 C、烟酸、钙、铁、钾、磷、锌、麦角固醇等营养成分。

2 草菇中铁含量为菇类第一，维生素 C、烟酸的含量也相当丰富，并含有人体必需的多种氨基酸。

草菇食疗效果

1 草菇含丰富的维生素 C，可抗氧化，强化血管与黏膜，并可预防毛细血管破裂，改善牙龈出血等症状。

2 草菇中铁含量高，可增强身体对疾病的抵抗力，还可预防贫血。

3 草菇内含多种人体必需的氨基酸，可降血压，减少胆固醇堆积。

草菇食用方法

草菇只能熟食，不能生食，适于炒、蒸、煮、烩等烹调方式。

草菇选购、保存和饮食宜忌

1 选购草菇以菇伞未裂开者为优，因草菇不耐久放，从市场买回后放入冰箱时，应打开塑料袋使其透气，否则菇伞容易破裂。菇伞破裂后，菌褶容易变成粉红色或黑色，此时应丢弃，不宜再食用。

2 大家最好不要随意采摘野生草菇，因为一般人很难辨别菌菇类植物是否含有毒性，尤其是下雨天过后，各类草菇生长旺盛，切忌自行采摘，以免发生意外。

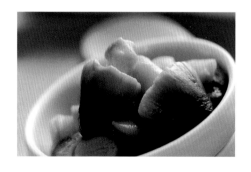

草菇炒西芹

抑制癌细胞增生＋提高抗癌力

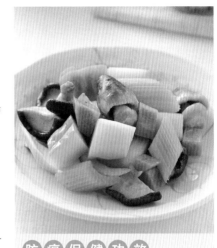

■ 材料:

草菇 100 克,香菇 2 朵,佛手瓜 50 克,胡萝卜 15 克, 腰果 15 克, 西芹 30 克, 姜 2 克, 大蒜 2 克

■ 调味料:

橄榄油 1 小匙, 盐 1/4 小匙

■ 做法:

① 将各材料洗净。香菇切块;草菇底部划十字; 将佛手瓜、胡萝卜、西芹切块,分别氽烫; 姜、大蒜切末备用;腰果用热水泡 30 分钟。

② 腰果放入油锅炸成金黄色, 捞起。

③ 起锅爆香大蒜末,姜末,加上佛手瓜块先翻炒,再加步骤 1 其他材料炒匀, 加盐调味即可。

防 癌 保 健 功 效

草菇含多糖类物质,可抑制人体癌细胞增殖与分裂,具有一定的防癌抗癌作用。西芹含木质素,可增强吞噬细胞功能,提高抗癌能力。

草菇豆腐竹笋汤

提升免疫力＋防癌抗癌

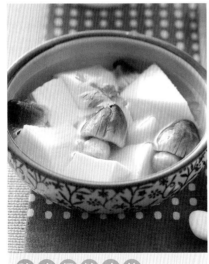

■ 材料:

草菇 100 克,豆腐 20 克,竹笋 35 克,香菜 1/2 支,水 400 毫升,低脂高汤 200 毫升

■ 调味料:

香油 1/4 小匙

■ 做法:

① 草菇洗净, 底部划十字;竹笋、豆腐洗净, 切小块;香菜洗净, 切段。

② 将低脂高汤倒入锅中, 加水用大火煮沸, 放入草菇、豆腐块和竹笋块, 煮沸后转成小火, 煮至熟透为止。

③ 最后撒入香菜, 淋上香油。

防 癌 保 健 功 效

草菇含有香菇多糖,以及其他高分子量的多糖,这些多糖对提升人体免疫力很有帮助,是很好的防癌食材。

金针菇

防癌有效成分
麦角固醇
多糖、朴菇素

食疗功效
抗氧化
预防心血管疾病

- **别名：** 金菇、金丝菇、朴菇
- **性味：** 性寒，味咸
- **营养成分：**
  维生素 B_1、维生素 B_2、维生素 C，膳食纤维、蛋白质、铁、钙、镁、钾等

○ **适用者：** 一般大众、"三高"患者　✗ **不适用者：** 高血钾患者、肾功能不佳者

🍎 金针菇为什么能防癌抗癌？

1 金针菇中的朴菇素，具有抑制癌细胞生长的作用。

2 金针菇中的多糖，可抑制癌细胞增殖，并对提高免疫力及对抗病毒感染、预防癌症很有帮助。

😊 金针菇主要营养成分

1 金针菇含有维生素 B_1、维生素 B_2、维生素 C、膳食纤维、蛋白质及铁、钙、镁、钾等营养成分。

2 金针菇是高钾低钠、高营养、低热量的健康蔬菜，有助于降低血脂及胆固醇，是预防心血管疾病及肥胖的有益食物。

🦷 金针菇食疗效果

1 金针菇柄中含大量膳食纤维，能够吸附胆汁酸，降低胆固醇，帮助胃肠蠕动，对高脂血症患者有益。

2 金针菇可增强血清乳酸脱氢酶的活性，有助于降低运动后血液中乳酸的含量，避免过度疲劳。

3 金针菇含有丰富的赖氨酸及精氨酸，对促进儿童智力发育有益，因此金针菇又被称为"增智菇"。

4 中医认为，金针菇性寒味咸，利肝脏、益肠胃、抗肿瘤。

🌻 金针菇食用方法

1 金针菇容易软化、变黑，买回来后要尽快食用。

2 金针菇经常作为火锅时蔬食用，但其所含的维生素 B_1、维生素 B_2 属水溶性维生素，建议煮汤或吃火锅时连汤一起食用。

3 烹调金针菇应避免时间过长，以避免蛋白质流失。

✚ 金针菇饮食宜忌

1 新鲜金针菇含有秋水仙碱，请务必煮熟后食用，以免出现呕吐、腹泻、腹痛等肠胃不适症状。

2 金针菇中钾的含量丰富，肾功能不佳者应注意限制摄取量，系统性红斑狼疮患者、关节炎患者也不宜多吃。

红烧什锦菇

对抗病毒 + 抑制癌细胞

■ 材料：

银耳、木耳各 30 克，金针菇 50 克，胡萝卜 20 克，水 2 大匙

■ 调味料：

素蚝油 1 大匙，香油 1/4 小匙

■ 做法：

① 木耳、银耳及胡萝卜均洗净切丝；金针菇洗净切段。

② 将步骤① 所有材料氽烫备用。

③ 炒锅加热，加入调味料、水及步骤② 的备料，略微烧煮即可。

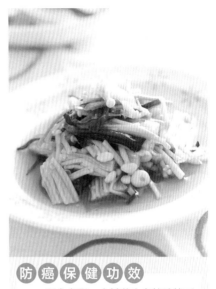

防 癌 保 健 功 效

　　研究发现，金针菇含有特殊的可调节免疫功能的蛋白质，可激活免疫力、抑制肿瘤；木耳富含多糖，具有增强免疫力与抗癌的效果。

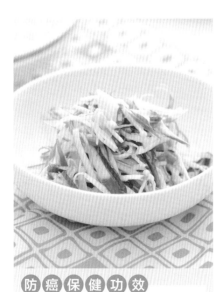

防 癌 保 健 功 效

　　金针菇富含膳食纤维，能排除废物，预防肠癌；还含有可调节免疫功能的蛋白质，可抑制肿瘤。小黄瓜中的维生素 C 能对抗自由基和防癌。

凉拌金针菇

增强免疫力 + 高纤排毒

■ 材料：

金针菇 250 克，嫩姜 3 克，小黄瓜 5 克，葱 10 克，红辣椒 3 克

■ 调味料：

橄榄油 2 小匙，香油 1/2 大匙，盐 1/4 小匙

■ 做法：

① 将金针菇去根部洗净，切段，氽烫后捞起，再用冰水冷却，捞出沥干备用。

② 将小黄瓜洗净切丝，用少许盐搓揉至软，沥干水分；红辣椒、姜、葱洗净切丝。

③ 将步骤①、步骤② 材料及调味料加在一起，拌匀后装盘即可。冰凉后食用更爽口。

蟹味菇

防癌有效成分
精氨酸、硒
多糖、赖氨酸

食疗功效
控制血糖
防止便秘

- 别名：真姬菇、斑玉蕈、玉蕈、榆菇、胶玉蘑、海鲜菇
- 性味：性平，味甘
- 营养成分：
蛋白质、膳食纤维、B 族维生素、铁、钙、磷、硒、钾、镁、锌等

○ **适用者：**一般大众、青少年　✗ **不适用者：**痛风患者不宜过量

蟹味菇为什么能防癌抗癌？

1 蟹味菇中的硒是动物体内生物氧化酶的辅助因子，可帮助清除体内过氧化物，保护细胞和组织免受损害，提高人体免疫力，抗衰老。

2 菌菇类含有大量多糖，蟹味菇也不例外。多糖可促进身体产生抗体，增强 T 淋巴细胞和巨噬细胞的作用，大幅提升免疫力，同时能抑制病毒繁殖，活化巨噬细胞。

蟹味菇主要营养成分

蟹味菇含有丰富的多糖、蛋白质、十几种氨基酸、B 族维生素，以及丰富的铁、钙、磷、钾、锌、镁、硒等矿物质。

蟹味菇食疗效果

1 蟹味菇中的赖氨酸、精氨酸含量丰富，除可预防癌症外，还有助于活化大脑、促进发育，对青少年生长发育以及智力发育很有帮助。

2 蟹味菇中的镁，在糖类代谢过程中担任促进胰岛素使葡萄糖进入细胞中的角色，因此人体若缺乏镁，将会降低胰岛素刺激细胞吸收葡萄糖的能力。

3 蟹味菇中的钙可以对身体传达分泌胰岛素的讯息，使身体自行调整血糖，对糖尿病患者控制血糖很有帮助。

蟹味菇食用和选购方法

1 蟹味菇可用于炒、烩、煮汤、煮火锅或油炸。还可参考日式吃法，将蟹味菇和生米混合，一起入锅煮成饭，或烫熟后做成凉拌小菜，以享受其甘脆的口感。

2 挑选蟹味菇时，以菇体完整无伤、颜色均匀、具有光泽、有弹性，没有软化萎缩、变色者为佳。

蟹味菇饮食宜忌

蟹味菇的嘌呤含量较高，痛风患者不宜摄取过多。

什锦菇饭

低脂高纤 + 抗氧化

■ 材料：

金针菇、鲜香菇、蟹味菇各 100 克，上海青 200 克，大蒜末 10 克，红葱末 5 克，鸡高汤 600 毫升，大米适量

■ 调味料：

胡椒粉、盐各适量，橄榄油 1 大匙

■ 做法：

① 将上海青、金针菇洗净，切段；鲜香菇洗净，切丝；蟹味菇洗净，撕成小朵备用；大米洗净，泡水 1 小时后沥干备用。

② 热锅爆香大蒜末、红葱末，加上海青段、菇类炒软后，倒入大米、调味料、鸡高汤煮沸；再转小火熬煮 15 分钟，熄火后闷 10 分钟即可。

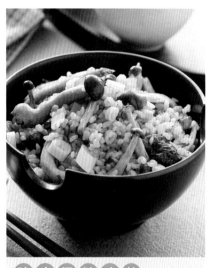

防 癌 保 健 功 效

　　蟹味菇脂肪含量极少，但维生素与膳食纤维含量高，亦含丰富的多糖，除具有抗氧化、抗癌功效外，还可抑制白血病的癌细胞增殖。

胡萝卜炒双菇

抑制白血病 + 刺激免疫细胞

■ 材料：

蟹味菇、美白菇各 75 克，胡萝卜、小黄瓜各 30 克，腌渍黄萝卜 15 克，葱 5 克，大蒜 2 克，水 30 毫升

■ 调味料：

橄榄油 2 小匙，白豆酱 1 大匙，糖 1 小匙

■ 做法：

① 将所有材料洗净，蟹味菇、美白菇去蒂；两种萝卜切丝，用沸水汆烫，捞出；小黄瓜切丝；葱和大蒜切末。

② 将橄榄油倒入锅中烧热，爆香白豆酱、大蒜末和葱末，加菇类、萝卜丝和小黄瓜丝拌炒，加水略焖煮，最后加糖调匀即可。

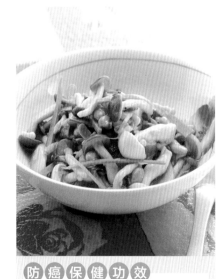

防 癌 保 健 功 效

　　蟹味菇所含的多糖及蛋白质皆可刺激人体血液中的免疫细胞，使其分泌细胞激素，以抑制白血病的癌化细胞增殖。

口蘑

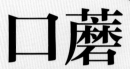

防癌有效成分
多糖、烟酸
维生素 B_2、维生素 B_{12}

食疗功效
控制血糖
增强免疫力

- 别名：白蘑、白蘑菇、云盘菇
- 性味：性凉，味甘
- 营养成分：
  维生素 A、维生素 D、胡萝卜素、膳食纤维、叶酸、钾、铜、磷、铁等

〇 适用者：一般大众、便秘困扰者　✗ 不适用者：高血钾症患者、尿毒症患者

口蘑为什么能防癌抗癌？

1 口蘑中的膳食纤维含量丰富，促进肠道蠕动，缩短粪便通过肠道的时间，使废物迅速排出体外，改善便秘问题，并可降低大肠癌罹患率。

2 含特殊植化素，可抑制乳腺癌细胞的生长，女性可多食口蘑，以预防乳腺癌。

口蘑主要营养成分

1 口蘑含有膳食纤维、多糖体、维生素 A、维生素 D、胡萝卜素、叶酸、钾、铜、磷、铁等营养成分。

2 口蘑中的 β - 胡萝卜素在人体内可轻易转变为维生素 A，有"维生素 A 宝库"之称。

口蘑食疗效果

1 口蘑性凉味甘，可理气化痰、调理肠胃。

2 口蘑含有助消化的蛋白酶及不饱和脂肪酸，能降低胆固醇，具降血压的功效。

3 口蘑富含锌，可增强人体免疫力、帮助伤口愈合、稳定血糖值，并减轻风湿性关节炎所致的疼痛感。

4 口蘑含有难得的微量元素——锗，可降低胆固醇，净化体内杂质，增强抵抗力，促进身体对钙的吸收。

口蘑食用和保存方法

1 将口蘑用清水泡约 10 分钟，洗净杂质及泥沙后，再换清水泡发至菌体膨胀、皱纹消失即可配菜，泡口蘑的清水不要倒掉，可一并入菜食用。

2 口蘑最好保存在阴凉处。

口蘑饮食宜忌

1 许多野生毒菇外形与可食蘑菇相似，常有因误食中毒的案例，若非菇类专家，不要随意采食野生菇类，以免中毒。

2 生病或感冒期间，不适合吃口蘑。

菠菜口蘑汤

刺激肠壁 + 预防大肠癌

■ **材料：**
菠菜 80 克，口蘑 100 克

■ **调味料：**
盐 1/2 小匙

■ **做法：**
① 将菠菜洗干净，切成小段。
② 把口蘑洗干净，去蒂切片。
③ 再将菠菜段与口蘑片放入锅中，加适量清水煮。
④ 煮好后加盐调味即可。

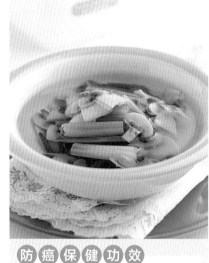

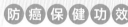防 癌 保 健 功 效
口蘑的膳食纤维有刺激肠壁、通便之效，故能预防大肠癌；所含多糖具有提高免疫力、抗癌、防癌之功效。

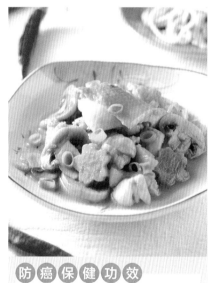

防 癌 保 健 功 效
口蘑含有丰富的有机锗，能增强抵抗力，并可预防癌症。橄榄油中的橄榄多酚是抗氧化剂，可降低癌症发生率。

口蘑烩鸡肉

强化免疫力 + 促进代谢

■ **材料：**
口蘑片 100 克，大蒜末 10 克，去骨鸡腿肉块 150 克，胡萝卜片 50 克，葱花 5 克

■ **调味料：**
a 蚝油 1 大匙，高汤 100 毫升，橄榄油 1 大匙
b 米酒 1 大匙，酱油 1 大匙

■ **做法：**
① 将调味料 b 拌入鸡肉块，腌渍 30 分钟入味。
② 热锅放油，将鸡肉块煎至两面微黄取出；接着用同一锅爆香大蒜末。
③ 依序放入胡萝卜片、口蘑片炒香后，倒入蚝油、高汤、鸡肉块煮沸，转小火继续炖煮至汤汁收干，撒上葱花即可。

杏鲍菇

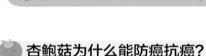

防癌有效成分
B 族维生素
多糖、膳食纤维

食疗功效
强化免疫力
活化淋巴细胞

- **别名：** 平菇、蚝菇、凤尾菇
- **性味：** 性凉，味甘
- **营养成分：**
  膳食纤维、蛋白质、钙、磷、钾、铁、
  B 族维生素、氨基酸、多糖等

○ **适用者：** 一般大众、糖尿病患者　✗ **不适用者：** 痛风患者

杏鲍菇为什么能防癌抗癌？

1 杏鲍菇中的多糖可刺激人体抑制癌细胞增殖、活化淋巴细胞、强化身体免疫防御机制、减少体内自由基，可有效防癌、抗肿瘤。

2 杏鲍菇中的天然抗生素，具有抑制病毒或抗菌作用；含有钙、镁、铜、锌等矿物质，可提高人体免疫力；丰富的膳食纤维可帮助排除体内毒素。杏鲍菇是天然防癌保健食物。

3 杏鲍菇中的低聚糖能促进肠蠕动，帮助消化，增加肠道有益菌，预防肠癌，并减少胆固醇的吸收。

杏鲍菇主要营养成分

杏鲍菇含有膳食纤维、蛋白质、钙、磷、钾、铁、B 族维生素、氨基酸，以及多糖等营养成分。

杏鲍菇食疗效果

1 杏鲍菇性凉味甘，可理气化痰、健肠胃、益气、美容，还含有利尿、健脾胃、助消化的酶，具有强身、滋补、增强免疫力的功效。

2 杏鲍菇含 B 族维生素及钾，可协助血糖代谢，对糖尿病患者来说是很好的食材。

3 杏鲍菇中丰富的叶酸，不但在身体制造红细胞时扮演重要角色，还能促进细胞分裂并产生抗体，适合怀孕前期大量补充。

4 杏鲍菇中的维生素 B_1、维生素 B_2 可将脂肪转化成能量，或促进细胞再生，具有消除疲劳的效果；内含大量膳食纤维，能促进通便及预防肥胖。

杏鲍菇食用方法

1 多数人烤肉时都会食用杏鲍菇，在烧烤前沾些盐水，可带出它的甜味，但切记不宜烤得过熟，否则会流失水分，以7~8 分熟为佳。

2 杏鲍菇的烹调方式相当多样，不论炒、烤、炸、氽烫与煮汤都很适合，还可凉拌入菜，味道鲜美。

杏鲍菇饮食宜忌

杏鲍菇属高嘌呤食物，痛风患者需注意限制摄取量。

杏鲍菇炒西蓝花

增强细胞活性 + 减少自由基

■ **材料：**

西蓝花 200 克，老姜 3 片，杏鲍菇 3 小朵（约 60 克），胡萝卜 30 克

■ **调味料：**

香油 1 大匙，盐 1/4 小匙，蚝油 1 小匙

■ **做法：**

① 将材料洗净，西蓝花切小朵；杏鲍菇、胡萝卜切片。

② 将香油倒入锅中烧热，爆香姜片，加西蓝花、杏鲍菇片、胡萝卜片和水焖煮至熟。

③ 最后加盐和蚝油炒匀。

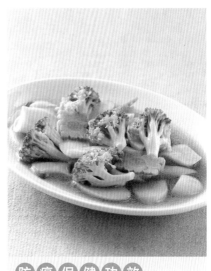

防 癌 保 健 功 效

杏鲍菇含多糖，可刺激人体抑制癌化细胞增殖、增强淋巴细胞的活性、强化身体免疫防御机制、减少体内自由基的产生。

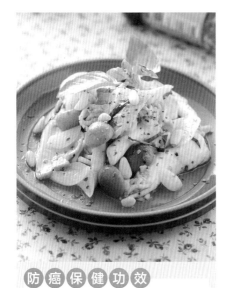

防 癌 保 健 功 效

杏鲍菇含有天然抗菌素，具有抑菌、抗病毒的作用，可提升人体免疫力，预防癌症；多种菇类营养丰富，还可通便、排毒。

窈窕什锦菇

抑制病毒 + 预防癌症

■ **材料：**

柳松菇、杏鲍菇、蟹味菇、秀珍菇、珊瑚菇各 75 克，罗勒 20 克，大蒜 4 瓣，松仁 37 克

■ **调味料：**

橄榄油 2 小匙，盐 1/2 小匙，意式香料 2 小匙

■ **做法：**

① 将材料洗净，将所有菇类切成适当大小；将罗勒切丝、大蒜切末；松仁炒香。

② 起锅炒香大蒜末，加入所有菇类拌炒，再加盐、意式香料炒匀。

③ 最后撒上松仁和罗勒丝，即可食用，可依个人喜好点缀装盘。

木耳

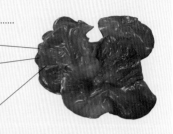

防癌有效成分
卵磷脂、果胶
铁、镁、硅

食疗功效
清肺益气
润燥益肠

- **别名：** 黑木耳、云耳

- **性味：** 性平，味甘

- **营养成分：**
蛋白质、钙、磷、铁、膳食纤维、维生素 B_1、维生素 B_2 等

○ **适用者：** 一般大众　✗ **不适用者：** 有凝血问题者、生理期女性、脾虚排便松软者

木耳为什么能防癌抗癌？

1 木耳中的多糖可提升免疫力。据研究，癌症患者食用此类多糖后，体内球蛋白的组成成分有显著增加，进而增强抵抗力。

2 木耳富含膳食纤维和特殊的植物胶质，有助于促进胃肠蠕动，可把残留在人体消化系统内的毒素吸附起来并排出体外，发挥清胃、清肠的作用，进而达到预防消化系统癌症的功效。

木耳主要营养成分

　　木耳含有膳食纤维、蛋白质、钙、磷、铁、镁，维生素 B_1、维生素 B_2、烟酸等 B 族维生素，以及丰富的糖类及植物胶质。

木耳食疗效果

1 木耳性平味甘，入胃、大肠经，具有凉血止血、活血补血、利五脏、益气补肾、健胃通便等功效。

2 木耳中的植物胶质可降低胆固醇和甘油三酯，不但可预防心血管疾病，对高脂血症、冠心病、动脉硬化等也有抑制作用。

3 木耳具有降低血液黏稠度、抗脂质过氧化的作用，常食用木耳可预防动脉硬化、心肌梗死和中风。

4 木耳含卵磷脂，具有乳化、分解油脂的作用，可促进血液循环，清除过氧化物，降低血液中胆固醇及中性脂肪含量。

5 卵磷脂中的胆碱不但可预防脂肪肝，还能促进肝细胞再生，对预防肝硬化及恢复肝功能都很有帮助。

木耳食用方法

　　木耳烹饪前，可将较硬的蒂头部分切除。木耳没有特殊气味，可搭配各种食材，无论炒菜、煮汤、凉拌都很适合。

木耳饮食宜忌

1 木耳具有抑制血小板聚集的作用，可能会造成凝血功能不佳，故手术、拔牙前后或女性生理期期间应少吃。

2 木耳具有通肠的特性，易腹泻者不宜食用。

木耳炒肉丝

加速新陈代谢 + 预防肿瘤

■ 材料：

肉丝 100 克，新鲜木耳 10 克，韭黄 100 克，
大蒜 2 瓣，鸡蛋 50 克，红椒丝适量

■ 调味料：

橄榄油 20 毫升，酒 15 毫升，盐 2 克，糖 2 克，
淀粉 15 克

■ 做法：

① 将木耳洗净切丝；大蒜洗净切末；韭黄洗净
切段；肉丝洗净用酒、盐、糖和淀粉腌 20
分钟。

② 将鸡蛋打散成蛋液后倒入油锅中，稍微凝固
后捞起；将肉丝快速拌炒至变色，盛起。

③ 最后爆香大蒜末和红椒丝，加木耳丝、韭黄
段炒熟，加肉丝拌炒，再加鸡蛋拌匀，加盐
调味即可。

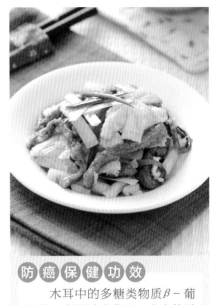

防 癌 保 健 功 效

　　木耳中的多糖类物质 β - 葡
聚糖具有抗肿瘤作用；丰富的膳
食纤维能预防直肠癌及其他消化
系统癌症。

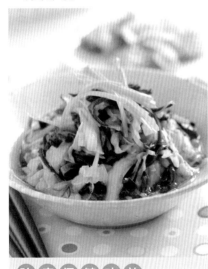

防 癌 保 健 功 效

　　木耳含有丰富的膳食纤维和
特殊的植物胶质，能够促进胃肠
蠕动，快速排出体内毒素，具有
预防消化系统癌症的功效。

什锦木耳

促进胃肠蠕动 + 排毒防癌

■ 材料：

香菇 2 朵，干木耳 3 朵，胡萝卜 25 克，白菜
80 克

■ 调味料：

食用油、盐各适量

■ 做法：

① 将香菇与干木耳洗净，泡软并切丝。

② 将胡萝卜与白菜洗干净，分别切成细丝。

③ 在锅中加入油烧热，放入所有材料，用大火
快速翻炒，然后加入适量的盐炒熟即可。

木耳炒蛋

美容养颜 + 预防肝癌

■ 材料：

胡萝卜 5 克，木耳 30 克，鸡蛋 100 克，猪里脊肉 80 克

■ 调味料：

橄榄油 10 毫升，酱油 30 毫升，盐 5 克

■ 做法：

① 将猪里脊肉洗净切丝，以 1 大匙酱油腌拌；胡萝卜、木耳洗净切丝；蛋打散。

② 炒锅入油烧热，肉丝下锅炒至半熟捞出，再将胡萝卜丝炒软。

③ 加入木耳丝略炒后，再放入肉丝。

④ 将步骤③材料拨至一边，倒入蛋液，用筷子搅至半熟后，和步骤③材料翻炒，最后加酱油及盐调味即可。

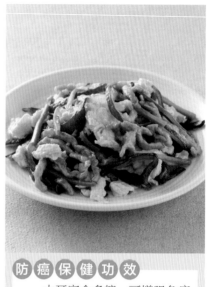

防 癌 保 健 功 效

　　木耳富含多糖，可增强免疫力和抗癌。胡萝卜富含维生素 A，能有效治疗皮肤癌。猪肉含维生素 B_2，可降低肝癌罹患率。

凉拌木耳

降低胆固醇 + 消灭癌细胞

■ 材料：

新鲜木耳 150 克，姜 6 片，红甜椒 20 克

■ 调味料：

香油 10 毫升，糖 2 克，酱油、苹果醋各 2 毫升

■ 做法：

① 将木耳洗净切成块状，用热水汆烫 1 分钟。

② 将姜、红甜椒洗净，切丝。

③ 将所有调味料拌匀，淋于木耳上，拌入姜丝及红甜椒丝即可。

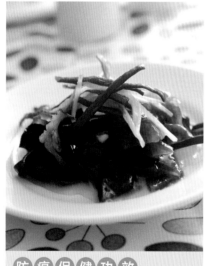

防 癌 保 健 功 效

　　木耳含酸性杂多糖和 β – 葡聚糖，能提升人体免疫力、抑制癌细胞增生和消灭癌细胞，并且具有预防心血管疾病的功效。

提示 银耳多糖可增加脾脏巨噬细胞活性，抗肿瘤

银耳

防癌有效成分
银耳多糖
B 族维生素

食疗功效
活血强心
抗癌补脑

● **别名**：白木耳、雪耳

● **性味**：性平，味甘偏淡

● **营养成分**：
B 族维生素、钙、钾、磷、银耳多糖、膳食纤维等

○ **适用者**：一般大众、儿童、孕妇　✗ **不适用者**：易腹泻者、有出血症状者

银耳为什么能防癌抗癌？

1 银耳中的银耳多糖可降低低密度脂蛋白含量，抗炎，并促进淋巴细胞增生与血小板细胞活性，增加脾脏巨噬细胞活性，诱导人体产生能导致肿瘤细胞坏死的因子，有抗癌效果。

2 银耳含丰富的矿物质、B 族维生素、银耳多糖、海藻糖等，能促进体内淋巴细胞转化，提高免疫力。建议肺癌、食管癌、乳腺癌等接受放射治疗的患者将其列为辅助食材。

银耳主要营养成分

银耳含有 B 族维生素、钙、钾、磷、银耳多糖、膳食纤维等营养成分。

银耳食疗效果

1 中医认为，银耳性平味甘、淡，归肺、胃经，能滋阴润肺、养胃生津，既能补脾开胃，又能益气清肠，滋润而不腻、健脑而不兴奋，特别适合中老年人长期保健食用。

2 银耳含植物性胶原蛋白，可滋养肌肤，延缓肌肤老化。

3 银耳中所含的有机磷对大脑皮质及神经系统有调节作用，还可抗老化、软化血管、清除血管中的杂质并改善血液循环，适合高胆固醇及高脂血症患者食用。

4 银耳含钙量丰富，成长期的儿童或孕妇可多摄食，有助于骨骼发育。

银耳食用和选购方法

1 银耳可当甜品，入汤入菜均可，素食中常以银耳当食材。

2 银耳烹调前，浸泡的时间一定要够长，且用冷水比用热水好，泡开后要将蒂头摘掉。

3 银耳选颜色偏黄的较好，太过雪白，有可能用硫磺熏过，成分堪忧。

银耳饮食宜忌

1 银耳与木耳一样，具有抗血小板凝集的作用，有出血症的患者不宜食用。

2 变质的银耳会产生大量酵米面黄杆菌，食后会出现胃部不适，严重者可出现中毒性休克。

143

银耳莲枣汤

提高免疫力 + 保肝解毒

■ 材料：
银耳 30 克，红枣 30 克，莲子 20 克

■ 调味料：
冰糖 30 克

■ 做法：

① 将银耳用水泡发；若莲子是干品，也需先泡发备用。

② 红枣加水煮沸后，加入洗净的银耳、莲子，用小火熬煮，最后依口味加入冰糖即可。

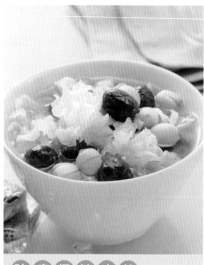

防 癌 保 健 功 效

　　银耳的活性成分为银耳多糖体，可提高人体免疫力、提升肝脏解毒的能力，故能降低肝癌的罹患率。

枸杞银耳汤

健脑护眼 + 强心润肺

■ 材料：
枸杞子 20 克，干银耳 30 克，核桃肉 30 克，水 500 毫升

■ 调味料：
冰糖 30 克

■ 做法：

① 将枸杞子洗净；将干银耳用温水浸软，去蒂，切小片；核桃肉洗净。

② 将水煮沸，放入银耳、枸杞子，改用小火煲煮约 30 分钟。

③ 加入核桃肉，再煮 10 分钟。

④ 放入冰糖煮溶即可。

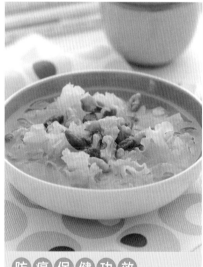

防 癌 保 健 功 效

　　银耳含丰富的多糖，具有增强免疫力的作用；核桃肉含丰富的 Omega-3 脂肪酸，有利于增强免疫系统功能，可以抑制癌细胞生长。

枇杷银耳粥

防肠癌 + 促进肠道蠕动

■ **材料：**

枇杷 40 克，干银耳 30 克，粳米（蓬莱米）80 克

■ **调味料：**

冰糖 15 克

■ **做法：**

① 将粳米淘洗干净，用冷水发好，捞起沥干。

② 将枇杷冲洗干净，切开剔去果核，再切成块。

③ 将干银耳用温水泡发，洗净，切成小朵。

④ 取锅加入适量冷水和粳米、银耳，用大火煮沸后，转小火熬煮，至粥将成时，加入枇杷、冰糖，煮至冰糖溶化即成。

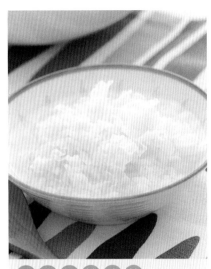

防癌保健功效

银耳含丰富的水溶性膳食纤维，能促进肠道蠕动，降低肠癌罹患率。枇杷中的维生素 C 和 β - 胡萝卜素具有预防癌症之效。

银耳烩山苏

激活淋巴细胞 + 润肠通便

■ **材料：**

山苏 150 克，西红柿 25 克，干银耳 30 克，大蒜 2 克，姜 2 克，葱 2 克，低脂高汤 100 毫升

■ **调味料：**

橄榄油、盐、香油各 1 小匙，水淀粉 2 小匙

■ **做法：**

① 将所有材料洗净，葱、大蒜、姜切末；西红柿切丁；干银耳泡水，去蒂，剪成小朵，汆烫；山苏剪去粗梗，汆烫后沥干，摆盘。

② 热油锅，将大蒜末、姜末、葱末爆香，加银耳和西红柿丁略炒，再加高汤、盐和香油煮沸。最后以水淀粉勾芡，加上山苏拌匀即可。

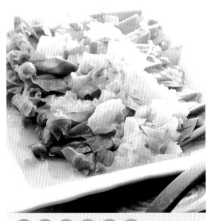

防癌保健功效

银耳含有植物胶质、银耳多糖、海藻糖等，能够促进体内的淋巴细胞转化，提高免疫力，预防癌症。

姬松茸

防癌有效成分

高分子多糖
外源凝集素

食疗功效

对抗病毒
促进新陈代谢

● **别名：** 神仙茸

● **性味：** 性平，味甘

● **营养成分：**
维生素 B_1、维生素 B_2、维生素 E、铁、锌、磷、镁、钾、钠、钙、膳食纤维、麦角固醇、烟酸等

○ **适用者：** 一般大众、"三高"患者　✗ **不适用者：** 痛风患者、高尿酸血症患者

姬松茸为什么能防癌抗癌？

1 姬松茸含有独特的高分子多糖，可调节巨噬细胞、辅助 T 淋巴细胞、B 淋巴细胞等，提升人体免疫功能，达到抗肿瘤的效果。

2 高分子多糖可诱发干扰素生成，抑制病毒增殖，对各种病毒感染性疾病都有一定的预防作用。

3 姬松茸中的外源凝集素（糖蛋白）有引发肿瘤细胞自噬及刺激活化淋巴细胞的双重作用，可抑制肿瘤生长。

姬松茸主要营养成分

姬松茸含有维生素 B_1、维生素 B_2、维生素 E，以及铁、锌、磷、镁、钾、钠、钙等矿物质，还含有膳食纤维、麦角固醇、烟酸。

姬松茸食疗效果

1 姬松茸中的麦角固醇是维生素 D 的前体物质。维生素 D 能使钙代谢旺盛，是维持骨骼与牙齿正常发育与健康的重要成分。

2 姬松茸中的镁是构成骨骼的主要物质，并且参与糖类的代谢，可帮助肌肉和心肌收缩，维持血管、牙龈及牙齿健康。

3 姬松茸含丰富的膳食纤维，可在肠道中吸收致癌物质并使其迅速排出，能预防胃肠道疾病。

姬松茸选购方法

目前有许多市售的姬松茸健康食品，建议消费者先参考产品标识上高分子多糖的含量，一般来说含量必须在 5%以上，劣质品可能会以大量价格低廉的糊精替代，无法达到预期的保健功效。

姬松茸饮食宜忌

1 姬松茸属高钾食物，嘌呤含量高，高尿酸血症者需控制食用量。

2 姬松茸栽培过程中易吸附重金属，且某些进口的姬松茸在干燥过程中常会添加硫磺等有害物质以漂白、防腐，使其色泽鲜艳，故消费者切勿购买来路不明的姬松茸。

姬松茸炖鸡汤

抗癌补血＋促进代谢

■ **材料：**
姬松茸（干）50克，乌鸡1只（约1200克），
水2500～3000毫升，姜片少许

■ **调味料：**
盐少许

■ **做法：**

① 将乌鸡收拾干净，切块后汆烫备用；姬松茸
以清水洗净，再用温水泡软。

② 将姬松茸和所泡的汁放进已加水的锅中，煮
沸半小时。

③ 加入乌鸡块和姜片后，再炖煮约半小时，最
后加盐即可。

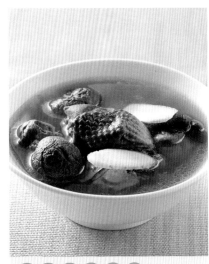

防 癌 保 健 功 效

　　姬松茸含有生理活性强的多
糖，有一定的抗癌效果，其萃取
物可抑制肿瘤血管新生及强化免
疫力。

腰果鲜菇汤

活化免疫力＋预防动脉硬化

■ **材料：**
生腰果、秀珍菇各50克，姬松茸30克，枸杞
子10克，圆白菜200克，红枣20克，水3碗

■ **调味料：**
纯米酒2大匙，盐1/2小匙

■ **做法：**

① 先将所有材料洗净，生腰果、红枣、枸杞子放
入汤锅中熬煮。

② 将其余材料加入步骤①材料中一起煮沸。

③ 起锅前加入调味料略煮即可。

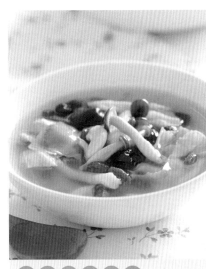

防 癌 保 健 功 效

　　姬松茸含 β - 葡聚糖，能提
高人体免疫力，并能增强巨噬细
胞、T淋巴细胞的活性，有一定
的抗癌效果。

含多糖及多肽类物质，能防治消化道癌症

猴头菇

防癌有效成分
猴头菌多醇
猴头菌酮、多糖

食疗功效
保健肠胃
健脑益智

- **别名：** 猴头蘑、刺猬菌、猬菌、僧帽菇
- **性味：** 性平，味甘
- **营养成分：**
膳食纤维、维生素 B_1、维生素 B_2、β-胡萝卜素、磷、铁、钙等

○ **适用者：** 一般大众、胃溃疡患者　　✗ **不适用者：** 皮肤过敏者、腹泻者

🍎 猴头菇为什么能防癌抗癌？

1 猴头菇含有的多糖及多肽类，对于消化道癌症和其他恶性肿瘤具有预防、治疗的功效。

2 临床实验证明，经常食用猴头菇可增强人体消化系统的免疫功能。猴头菇营养价值极高，所含氨基酸种类超过 16 种，还含有多种维生素和较高的矿物质成分。

◎ 猴头菇主要营养成分

1 猴头菇中的多糖含量为菌菇类的佼佼者。半乳糖、木糖、葡聚糖及甘露糖是猴头菇特有的活性多糖，能帮助改善肠胃消化道功能、改变菌群丛生态、调节生理功能、促进新陈代谢、减少疲劳感。

2 猴头菇的猴头菌酮、猴头菌多醇两种特殊成分，被认为是一种能保持脑细胞年轻的物质。

🦷 猴头菇食疗效果

1 猴头菇内含谷氨酸，谷氨酸为构成大脑的主要原料，是调节脑细胞活力的一种氨基酸，可增加神经冲动的传导，适度补充有助于智力增长。

2 猴头菇性平、味甘，能利五脏、助消化、滋补，对消化不良、神经衰退与十二指肠溃疡及胃溃疡有良好的功效。

☀ 猴头菇选购和食用方法

1 选购猴头菇时，以菇体饱满、圆润、菌发紧实不脱落、无异味者为佳。猴头菇新鲜时为白色，干燥后转为淡褐色。

2 食用干燥的猴头菇时，应经过洗涤、泡发、漂洗和烹调 4 个阶段。

3 猴头菇无论煮汤、油炸或热炒都有不错口感。

✚ 猴头菇饮食宜忌

皮肤过敏和腹泻者不宜食用猴头菇。

猴头菇瘦肉汤

高纤抗癌＋防止细胞突变

■ **材料：**

鲜猴头菇约40克，瘦肉片250克，桂圆肉10克，山药10克，枸杞子10克，莲子30克，陈皮1克

■ **调味料：**

盐适量

■ **做法：**

① 将鲜猴头菇洗净，切块；将瘦肉片洗净，汆烫备用。

② 在锅内加10碗水煮沸，再加入所有洗净材料煮沸。

③ 煮沸后转小火，炖2小时，加盐调味即可。

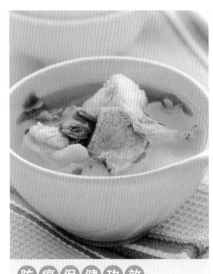

防 癌 保 健 功 效

猴头菇含多酚类化合物，抗氧化性强；枸杞子含枸杞多糖，可抑制肝炎细胞生长；山药富含皂苷，可促进免疫细胞增生，抑制细胞突变。

红烧猴头菇

抑制癌细胞＋滋补营养

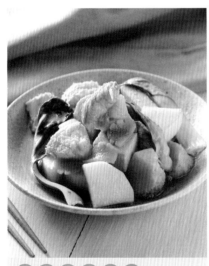

■ **材料：**

猴头菇3朵，干页豆腐1块，白萝卜100克，姜片10克，小油菜适量，水50毫升

■ **调味料：**

橄榄油、蚝油各1大匙，糖1小匙

■ **做法：**

① 将白萝卜、干页豆腐洗净切块；将小油菜掰开，洗净；将猴头菇泡软洗净后，用手撕成块状备用。

② 热锅放油，爆香姜片；放入步骤①的材料，以及蚝油、糖、水，小火煮至汤汁收干即可。

防 癌 保 健 功 效

猴头菇的营养价值极高，含有的氨基酸种类达16种以上，并且含有多种多糖类物质，对癌细胞有一定的抑制作用。

灵芝

防癌有效成分
灵芝多糖
有机锗、硒

食疗功效
保肝解毒
止咳化痰

- 别名：灵芝草、不死草
- 性味：性平，味甘
- 营养成分：
维生素 B_2、维生素 C、维生素 E、钙、硒、
铁、镁、钾、锗、多糖等

○ 适用者：一般大众　✗ 不适用者：有出血症状者

灵芝为什么能防癌抗癌？

1 灵芝的多糖可激活巨噬细胞、T 淋巴细胞、B 淋巴细胞等，提升人体免疫功能，达到抗肿瘤的效果。

2 灵芝含有特殊有机锗，可以提高人体血液含氧量，进而改善身体细胞的代谢功能；并可修正免疫系统中的某些缺失，以减少自身免疫性疾病发生。

灵芝主要营养成分

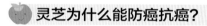

1 灵芝含有维生素 B_2、维生素 C、维生素 E、钙、硒、铁、镁、钾、锗、多糖等营养成分。

2 灵芝含有特殊成分——灵芝酸，是一种三萜类化合物，为灵芝的苦味来源，也是保肝的主要成分。

灵芝食疗效果

1 灵芝中的灵芝酸，可减轻肝炎和肝纤维化症状，是具有护肝作用的主要物质之一。

2 灵芝含有的小分子蛋白质，其构造和人体的免疫球蛋白类似，有助于调节人体免疫系统功能，提升免疫力。

3 灵芝中的腺苷及其衍生物具有抑制血小板凝集作用，可防止血栓形成。

4 中医认为，灵芝性平、味甘，归心、肺、肝经，适用于气血两虚、食欲不振、心悸、失眠、健忘、气喘、久咳不愈、大便稀薄等症状。

灵芝选购方法

1 坊间迷信千年灵芝的神奇药效，其实是误解，灵芝以 1 年左右长成者成分、质量最好，过老的灵芝会像木头，药理成分的活性与含量都相对较低。

2 灵芝与牛樟芝都可用来增强免疫力，有许多人把牛樟芝误认为是灵芝的一种，事实上两者并不同种。

灵芝饮食宜忌

灵芝具有抗凝血作用，正在大量流血、手术前后数日及接受器官移植的患者，都不宜食用灵芝。

滋补灵芝饭

强化代谢 + 提升免疫力

■ **材料：**
灵芝 2 克，糯米 80 克，水适量

■ **调味料：**
糖 5 克

■ **做法：**
① 将灵芝洗干净，放入棉布袋中，以绵绳系紧，加热水冲泡 10～20 分钟后，过滤出汤汁。
② 将糯米清洗干净，加入清水，再放入电饭锅中蒸熟。
③ 糯米快熟时淋上灵芝汁，摆上灵芝片，加入糖调味即可。

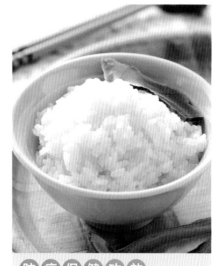

防癌保健功效

灵芝多糖能提升免疫细胞的免疫功能，例如增强吞噬细胞吞噬病原菌的能力、促进巨噬细胞释出，能增强抗炎反应，达到防癌效果。

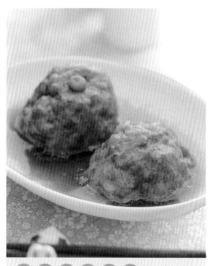

防癌保健功效

灵芝含有的灵芝酸能促进癌细胞死亡；丰富的三萜类化合物，可调节免疫功能，因此有抗癌的效果。

灵芝粉蒸肉

保护肝脏 + 杀除癌细胞

■ **材料：**
灵芝 3 克，猪肉 100 克

■ **调味料：**
酱油 5 毫升，盐 5 克，橄榄油 10 毫升

■ **做法：**
① 将灵芝洗净后晒干，再磨成粉末状备用。
② 将洗净猪肉剁成肉馅后，加入灵芝粉末、酱油、橄榄油和盐拌匀成饼状。
③ 最后隔水蒸熟即可。

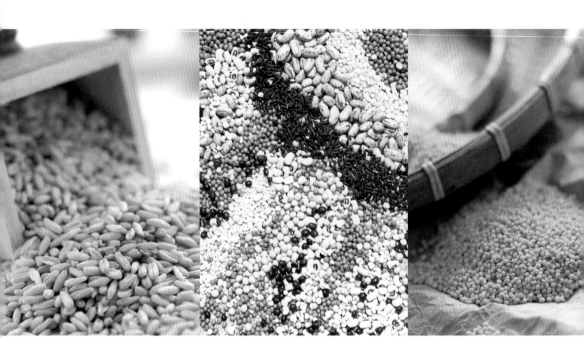

禾谷类

实验研究发现，禾谷类不仅含有丰富的维生素，尤其是 B 族维生素，还含有具抗氧化作用的木质素，可清除体内自由基，发挥抗癌效果。

小麦、大麦、燕麦等谷类中所含的木质素，经过微生物发酵作用后，具有去除血管内自由基的功能，可以说是"血液的清道夫"，同时具有抑制胆固醇增生及预防癌症的功效。木质素还可以缩短食物在肠道停留的时间，影响肠道内微生物的生长，因此是预防肠癌的重要成分。

建议以未经加工的全谷类替代精制谷类，作为营养主食，如糙米、全麦、燕麦都是不错的选择。

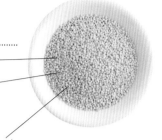

提示 调节血液酸碱值，促进体内废物排出

小米

防癌有效成分
硒、B 族维生素

食疗功效
增进食欲
帮助消化

- **别名**：栗米、栗谷、狗尾栗
- **性味**：性凉，味甘
- **营养成分**：
  B 族维生素、维生素 E、钙、磷、铁、钾、
  镁、膳食纤维、硒、β-胡萝卜素等

○ **适用者**：一般大众、婴幼儿　✗ **不适用者**：胃寒者

小米为什么能防癌抗癌？

1 小米中的 β-胡萝卜素可于体内转化成维生素 A，具强力抗癌活性，可预防癌症。

2 小米中的硒对预防心肌梗死、高血压都具有良好效果，与维生素 E 结合，更能产生良好的抗氧化作用。

小米主要营养成分

1 小米含 B 族维生素、维生素 E、钙、磷、铁、钾、镁、膳食纤维、硒、β-胡萝卜素等营养成分。

2 同等重量的小米中的铁、维生素 B_1、维生素 B_2 等含量比大米高。

小米食疗效果

1 小米中的维生素 B_1，可稳定情绪，强化神经系统功能，并保持心脏正常活动；维生素 B_2 可维持口腔、消化道黏膜健康，保持视力，还可促进脂肪代谢。

2 小米具有益气补脾、和胃安眠的功效。

3 小米中含丰富的膳食纤维，能减缓血糖上升的速度，对血糖控制很有帮助。

小米食用和保存方法

1 小米呈黄色小粒状，有独特的口感及淡淡的清香，常用来做成小米粥、小米饭或用于酿酒。小米营养丰富，因而小米粥有"代参汤"之称。

2 可将小米磨成米粉，冲成茶汤饮用。

3 淘洗小米时不要用手搓，以免营养成分流失，也不要长时间浸泡或用热水洗米。

4 小米容易受潮而发霉，保存时要特别注意保持干燥。

小米饮食宜忌

1 小米属于碱性食物，不含麸质过敏原，非常适合体质敏感的婴幼儿食用。

2 小米不宜和性凉的杏仁同时食用，以免造成呕吐、腹泻。

3 小米本身所含的赖氨酸较少，最好不要单独以小米为主食，可与大米或糯米一起煮食，效果较佳。

糙米

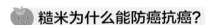

防癌有效成分
B 族维生素
硒

食疗功效
消除疲劳
促进消化

● **别名：**玄米

● **性味：**性平，味甘

● **营养成分：**
B 族维生素、维生素 E、维生素 K、膳食纤维、锌、铬、锰、钒、硒等

○ **适用者：**一般大众、便秘者　✗ **不适用者：**肾功能不佳者

糙米为什么能防癌抗癌？

糙米含有与胆固醇代谢有关的特殊成分——β－谷甾醇及植酸，可和有毒的重金属（如汞、铅、镉等）结合，随粪便一起排出体外，降低致癌率。

糙米主要营养成分

1 将采收的稻米除去外皮即是糙米，若再将糙米周围包附的茶色种皮除去则成胚芽米，若将胚芽去除就是所谓的精制大米。稻米所含有的营养成分约有 95% 都存在于米糠（表皮和胚芽）中，因此食用米饭时，选用未经加工的糙米为优。

2 糙米含有 B 族维生素、维生素 E、维生素 K，膳食纤维、锌、铬、锰、钒、硒等营养成分。

糙米食疗效果

1 糙米中的锌、铬、锰、钒等微量元素，对血糖耐受性受损的人很有帮助。

2 糙米中的 B 族维生素可提升能量代谢，有效消耗糖分与脂肪，还能预防脚气病；所含的维生素 C 则可防止组成细胞的脂质酸化，具有抗老化作用。

3 糙米含有维生素 E，可以对抗自由基，防止老化；所含的维生素 K 可帮助钙质新陈代谢，强健骨骼。

4 糙米含丰富的膳食纤维，可促进肠道蠕动，使粪便比较柔软且易于排出。

糙米食用方法

1 将糙米磨成粉，糙米粉不但保存糙米的米糠层和胚芽，而且含有大量 B 族维生素、维生素 E 及丰富的膳食纤维，也能解决糙米难煮及不易消化的问题。

2 若觉得糙米难煮，不妨考虑使用有煮糙米模式的电饭锅，依照指示操作，就能轻松煮出可口又养生的糙米饭。

3 糙米含植酸，会影响蛋白质、铁、钙、镁等重要营养成分在人体内的吸收率。为了充分吸收营养成分，洗米后，最好用温水浸泡糙米 30 分钟以上，如此可将糙米中大部分的植酸溶出，不再影响身体对营养的吸收。

糙米饮食宜忌

糙米较不易消化，肠胃功能不佳者不宜多吃，容易导致胀气。尤其不宜和羊肉同食，以免阻碍蛋白质的消化。

糙米南瓜粥

整肠健胃＋排毒防癌

■ **材料：**

黄豆 50 克，糙米 100 克，南瓜 120 克，小排骨 240 克

■ **调味料：**

盐适量

■ **做法：**

① 黄豆洗净后浸泡 3～4 小时；糙米洗净泡水约 1 小时；南瓜去皮，洗净切块；小排骨洗净，切块，余烫备用。

② 锅中先加入黄豆和 6 杯水，用中火煮至黄豆酥软。

③ 加入小排骨、糙米及南瓜块，改用大火煮开后，再转小火慢煮至小排骨软烂，加盐调味即可食用。

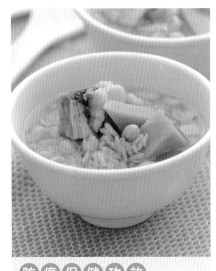

防 癌 保 健 功 效

糙米含丰富的抗氧化矿物质——硒。研究发现，硒可以减少体内过氧化物的生成量，达到预防细胞癌化的作用。

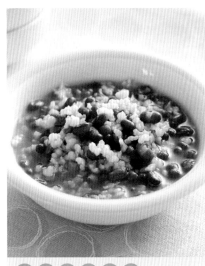

防 癌 保 健 功 效

糙米富含 B 族维生素及膳食纤维，有助于将致癌物排出体外。糙米的水溶性营养成分可增强人体免疫力，有预防癌症功效。

红豆糙米粥

利水消肿＋消除致癌物

■ **材料：**

红豆 1/4 杯，糙米 1/2 杯

■ **调味料：**

糖适量

■ **做法：**

① 先将红豆、糙米洗净后，放入锅中加适量清水沸煮。

② 煮沸后转小火煮，煮成粥后，加糖调味即可食用。

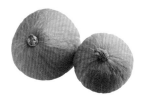

薏苡仁

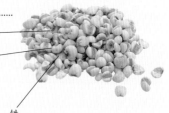

防癌有效成分
薏苡仁酯
膳食纤维

食疗功效
美白肌肤
消除水肿

- **别名**：薏仁、薏米仁、苡仁

- **性味**：性凉，味甘

- **营养成分**：
维生素 B_1、维生素 B_2、蛋白质、钙、铁、磷、镁、氨基酸、薏苡仁素、薏苡仁酯等

○ **适用者**：一般大众、过敏体质者　✗ **不适用者**：经期女性、消化功能不良者

薏苡仁为什么能防癌抗癌？

1 薏苡仁含 B 族维生素、蛋白质、氨基酸，可以提升身体免疫力，还可对抗肿瘤、预防癌症。

2 薏苡仁含多糖、薏苡仁酯，有提升免疫力、抗过敏及抑制癌细胞生长的功效，近年来常用于防治胃癌、肠癌、子宫颈癌等辅助性治疗。

3 医学实验证实，没有去除麸皮的红色糙薏苡仁可降低大肠癌罹患率，尤以麸皮最有效。

薏苡仁主要营养成分

薏苡仁含有维生素 B_1、维生素 B_2、蛋白质、钙、铁、磷、镁、氨基酸、薏苡仁素、薏苡仁酯等营养成分。

薏苡仁食疗效果

1 薏苡仁中的膳食纤维可通过吸附胆碱，促使胆固醇转化成胆碱，降低胆固醇的含量。

2 薏苡仁所含的维生素 B_1、维生素 B_2 具有减少皮肤黑色素沉淀的作用，能使皮肤角质软化，改善粉刺及皮肤粗糙问题。

3 经常食用薏苡仁对过敏性鼻炎、过敏性皮肤炎都有帮助，但至少要每天吃一碗，吃 2~3 个月才能见效。

薏苡仁食用和使用方法

1 薏苡仁属于五谷米类，所以烹煮前要先洗净后泡水 4~6 小时，煮时才会容易裂开、软烂。

2 特应性皮炎患者可利用薏苡仁水擦拭身体，以缓解瘙痒，同时还兼具美白效果。

3 红薏苡仁因未去除麸皮，膳食纤维、维生素等营养含量更高，但有血糖问题者不要多吃，最好以部分食物取代，如每天 3 碗饭，其中 1 碗改成薏苡仁饭或糙米薏苡仁饭即可。

薏苡仁饮食宜忌

1 怀孕初期不能吃薏苡仁，以免子宫收缩造成流产，怀孕晚期可适量吃一点，有助于减轻水肿，但须注意摄取量。

2 薏苡仁性微寒，建议女性生理期间也尽量避免食用薏苡仁。

冬瓜薏苡仁粥

抗炎＋增强免疫力

■ 材料：

冬瓜 120 克，薏苡仁 40 克，大米 30 克

■ 调味料：

盐少许

■ 做法：

① 将大米和薏苡仁分别洗净。

② 将冬瓜去籽留皮后洗净，切成块状。

③ 将冬瓜块、大米、薏苡仁和适量的水放入锅中，用大火煮开，去除表面泡沫杂质，再用小火煮至熟烂成粥，用盐调味即可。

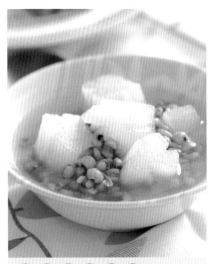

防癌保健功效

薏苡仁富含不饱和脂肪酸，具有抗炎功效；含有的薏苡仁酯植化素，可增加身体免疫细胞活性，强化免疫功能，起到抗癌作用。

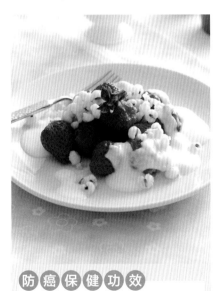

草莓薏苡仁酸奶

消脂抗过敏＋排除致癌物

■ 材料：

草莓 60 克，低脂原味酸奶 100 毫升，薏苡仁 40 克，水适量

■ 做法：

① 将薏苡仁放入水中，煮沸后继续煮约 1 小时，待汤汁煮到浓稠，薏苡仁软烂（可以前一天晚上先煮好放冰箱备用）。

② 将草莓洗净放入碗中，最后加入酸奶与薏苡仁即可。

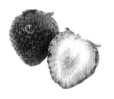

防癌保健功效

薏苡仁具抗癌、美容的功效；酸奶富含乳酸菌，可帮助肠道将致癌物排出体外；还可激发人体内的免疫细胞活性，有助于预防癌症。

提示 富含花青素，有效抗氧化，抑制癌细胞

紫米

防癌有效成分
花青素、膳食纤维
B 族维生素

食疗功效
预防便秘
防心血管疾病

● **别名**：黑糯米、紫糯米、黑米

● **性味**：性温，味甘

● **营养成分**：
赖氨酸、维生素 B_1、维生素 B_2、叶酸、
铁、锌、钙、磷、膳食纤维等

○ **适用者**：一般大众、女性　✗ **不适用者**：易腹胀者

紫米为什么能防癌抗癌？

紫米含有丰富的花青素，具有良好的抗氧化功能。研究发现，花青素不会对一般细胞造成毒性，而且还可维持血管弹性、清除坏胆固醇、避免血小板凝集。花青素具有抗菌、增强免疫力、抑制各种癌细胞的功效，可延缓衰老。

紫米主要营养成分

1 紫米含有赖氨酸、维生素 B_1、维生素 B_2、叶酸、铁、锌、钙、磷，以及膳食纤维等营养成分。

2 紫米营养价值比大米高，紫米蛋白质中所含的人体必需氨基酸多达 8 种，其中赖氨酸含量高于大米。

紫米食疗效果

1 中医药书记载，紫米性温味甘，可润肺、稳定神经、滋阴养胃、补中益气、调节心与胃间的循环，具明目活血的功能。故有"黑入肾，肾强则青春焕发，精力充沛"的说法。

2 紫米含有珍贵的微量元素及铁，具有补血暖身的功效。

紫米食用和选购方法

1 紫米经过发酵后，较少造成肠胃负担及消化不良的状况，对女性或体质虚弱者来说是很好的营养补充品。

2 紫米外表糠层部分含有水溶性植物色素，所以外表看起来就是黑色、深紫色或红色。选购时，以色黑、颜色均匀、无异色、米粒饱满、无虫咬者为优。

3 不要购买染色的假紫米。可将买回来的紫米糠层去除，若内部呈现如白糯米般的白色，则为正常的紫米；若内部呈现其他颜色或有色素不规则分布的状况，可能是经染色处理的假紫米。

紫米饮食宜忌

紫米不易软烂，若食用前未煮烂，大多数的营养成分无法被人体吸收，且吃多了还容易引起急性肠胃炎。消化功能不好的人应避免食用过量。

防癌紫米粥

抗氧化 + 美白养颜

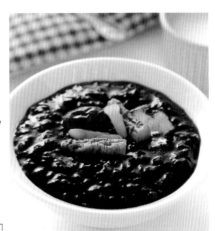

■ 材料：
紫米 1 杯，党参 45 克，茯神 15 克，麦门冬 15 克，
红枣 15 颗，水适量

■ 调味料：
红糖 2 小匙，椰浆 1 大匙

■ 做法：
① 将所有材料洗净。将党参、红枣、茯神、麦门
冬放入陶锅，加水，小火煎成 8 杯量药汁。
② 将药汁与紫米放入锅中，熬煮成粥，加上红糖
调匀。
③ 食用前加入椰浆即可。

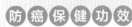
防 癌 保 健 功 效

紫米含有丰富的花青素，除对
皮肤有美白效果外，还具有抗氧化、
防癌的功效。红枣的维生素 C 含量
相当高，有抑制癌细胞增殖作用。

紫米牛奶

预防动脉硬化 + 保护血管

■ 材料：
紫米 10 克，杏仁粉 30 克，牛奶 400 毫升

■ 调味料：
糖 2 小匙

■ 做法：
① 将紫米洗净，蒸熟备用。
② 把紫米及杏仁粉加入果汁机中，再加入少许
牛奶搅拌均匀，最后加入剩余牛奶略搅，加
糖调味即可。

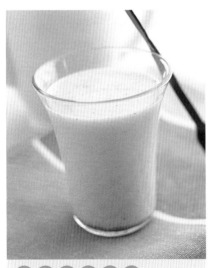

防 癌 保 健 功 效

紫米中的花青素，除了可防
癌抗氧化，据研究，还可提高血
清中高密度胆固醇的浓度，有助
于预防动脉粥样硬化。

小麦

防癌有效成分
B 族维生素
膳食纤维、硒

食疗功效
舒缓神经
消除疲劳

- **别名**：麦子、黄粟、粱粟
- **性味**：性平，味甘
- **营养成分**：
  维生素 B_1、维生素 B_2、维生素 B_6、
  维生素 E、磷、钙、铁、膳食纤维、
  β-胡萝卜素等

○ **适用者**：一般大众、老年人　✗ **不适用者**：对麸质过敏者、肾脏病患者

 ### 小麦为什么能防癌抗癌？

1 小麦含大量膳食纤维，可帮助胃肠蠕动，预防结肠癌及直肠癌。

2 小麦麸皮中的多酚类化合物，具有良好的抗氧化及清除体内自由基的功能，对预防糖尿病及某些癌症等很有帮助。

3 硒能协助排除体内毒素，如砷及汞之类的物质；硒也是一种抗氧化剂，可与谷胱甘肽相互作用，以避免自由基所造成的伤害。

小麦主要营养成分

1 小麦含有丰富的 B 族维生素，不但可增强体力、消除疲劳，还具有抗抑郁、缓解压力、改善情绪的作用，对人体心血管疾病的预防也很有帮助。

2 自然界食物中，小麦胚芽中的维生素 E 含量最多。维生素 E 是一种强力的抗氧化剂，可减缓老化；维生素 E 还可提升肝脏的解毒功能，对肝脏有很好的保养作用。

3 小麦含有微量元素——锌，可提升免疫力，对老年人的视力保健也很有帮助。

小麦食疗效果

1 传统医学认为，小麦养心。因小麦入心、脾、肾经，具有养心、益肾、除热、止渴的作用。

2 小麦中的硒能增强吞噬细胞的功能，提升人体的免疫能力，抑制癌细胞的转移。

小麦食用和保存方法

1 烹煮小麦需先用水浸泡 1~2 小时。小麦不仅可直接做为主食，还可制成面粉，或可酿酒、做面筋。

2 小麦买回来后要尽早食用，不要放在日光直射或潮湿的地方，以免变质或生虫。

小麦饮食宜忌

1 有麸质过敏症者应避免食用小麦。因麸质过敏主要是肠道对小麦所含小麦蛋白产生不良反应，只要不吃小麦或面粉制成的食物，就不易引发过敏。

2 小麦中钾的含量较高，肾脏病患者不宜食用。

全麦红枣饭

高纤防癌＋排除废物

■ 材料：

燕麦、荞麦、大麦、小麦各 30 克，大米 100 克，红枣 10 克，水 1.5 杯

■ 做法：

① 将材料洗净，燕麦、荞麦、大麦和小麦加水浸泡 2 小时后，捞起沥干；红枣去核备用。

② 将上述材料全部放入电饭锅煮熟后，再闷 10 分钟即可。

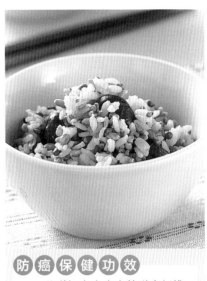

防 癌 保 健 功 效

此道饭食含丰富的膳食纤维，可帮助将废物排出体外，预防大肠癌；小麦含有谷胱甘肽及微量元素——硒，具有防癌功效。

豆香杂粮粥

抑制坏细胞＋预防消化道癌

■ 材料：

黄豆、红豆、绿豆、糯米、小米、小麦、高粱各 30 克，水适量

■ 做法：

① 将所有的材料洗净，加水浸泡 8 小时备用。

② 取锅煮水至沸，放入所有的材料，用小火炖煮至米熟豆软即可。

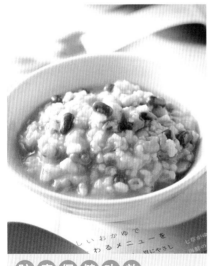

防 癌 保 健 功 效

小麦含有天然抗癌物——β-胡萝卜素，研究发现，β-胡萝卜素能抑制不良细胞的生长；小麦中丰富的膳食纤维能预防消化道癌。

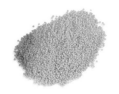

燕麦

防癌有效成分
膳食纤维
维生素 E、B 族维生素

食疗功效
降胆固醇
控制血糖

- **别名**：雀麦、野麦、油麦、玉麦

- **性味**：性温，味甘

- **营养成分**：
维生素 A、B 族维生素、膳食纤维、钙、磷、钾等

〇 **适用者**：一般大众、"三高"患者　✕ **不适用者**：对麸质过敏者

燕麦为什么能防癌抗癌？

燕麦丰富的膳食纤维可加快粪便通过肠道的速度，减轻便秘现象，并有效吸附胃肠道的致癌物质，预防结肠癌。

燕麦主要营养成分

1. 燕麦中的蛋白质含量比同等重量的大米高，蛋白质中的赖氨酸与甲硫氨酸含量均很丰富。

2. 燕麦也是良好的膳食纤维补充来源。

燕麦食疗效果

1. 燕麦中的 β - 葡聚醣可以提高胆酸及胆固醇的代谢，加速代谢作用，还能够降低体内低密度脂蛋白与高密度脂蛋白的比例，对改善心血管疾病有显著效果。

2. 一般人适度地补充燕麦，可减少抑制胰岛素所产生的升糖效应，进而降低 2 型糖尿病发生的概率。

燕麦食用方法

1. 先将燕麦泡水 2～3 小时，待煮熟后与米饭拌在一起吃，或直接与大米掺在一起煮食。

2. 燕麦中某些维生素成分不耐高温，所以燕麦片加热的时间愈短愈好，建议熟燕麦最多煮 5 分钟，和牛奶一起煮则只需煮 3 分钟，生燕麦煮的时间不要超过半小时，这样才能完整吸收燕麦的营养成分。

3. 燕麦不宜与菠菜一同煮食，否则将会影响钙的吸收。

燕麦饮食宜忌

1. 肾脏病末期患者及肾透析患者要特别小心斟酌食用燕麦的分量，因全谷类所含的磷都偏高，燕麦也不例外，食用前请先询问医生与营养师的意见。

2. 尽管燕麦的麸质含量不高，但对麸质过敏者仍应小心食用。

3. 消化性溃疡患者建议适量食用燕麦，燥热体质者亦不建议常吃。

燕麦绿豆甜粥

促进肠道蠕动 + 清热解毒

■ **材料：**

燕麦 60 克，绿豆 100 克，小米 50 克，糯米 40 克

■ **调味料：**

冰糖 15 克

■ **做法：**

① 将绿豆洗净，浸泡于冷水中约 2 小时。

② 将绿豆蒸煮 2 小时后取出，备用。

③ 将其余材料洗净后，用冷水浸泡 20 分钟，与绿豆一起入锅加水，用大火煮沸后，转小火熬煮约 45 分钟，最后将冰糖和所有材料拌匀即可。

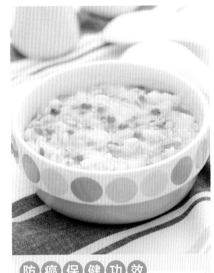

防癌保健功效

小米与糯米可滋阴补肾，适合年长者或免疫力差者食用；绿豆、燕麦和小米都富含膳食纤维，可帮助肠道排除废物与预防肠癌。

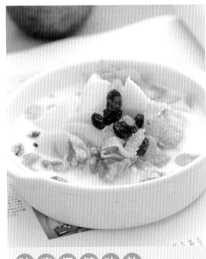

防癌保健功效

苹果含苹果多酚，可促进免疫细胞生长，预防细胞癌变。核桃富含 Omega-3，可帮助抑制癌细胞。香蕉燕麦片富含膳食纤维，能排除体内废物。

香蕉燕麦片

预防细胞突变 + 高纤排毒

■ **材料：**

香蕉 80 克，苹果 100 克，核桃 20 克，花生 20 克，葡萄干 20 克，玉米片 50 克，大燕麦片 100 克，脱脂高钙牛奶 250 毫升

■ **调味料：**

蜂蜜 1 大匙

■ **做法：**

① 将所有材料洗净。香蕉去皮切片；苹果去籽，切块。

② 将核桃与花生放钵中以杵捣碎，或置于塑料袋内以大汤匙压碎。

③ 将牛奶、蜂蜜、玉米片、葡萄干、大燕麦片与上述食材一同加入碗中拌匀即可。

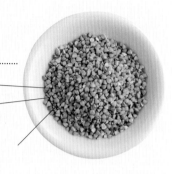

提示 活化脑细胞，降低胆固醇

荞麦

防癌有效成分
膳食纤维、硒
B 族维生素、维生素 P

食疗功效
强化毛细血管
防止肌肤老化

- **别名：** 乌麦、花荞
- **性味：** 性寒，味甘
- **营养成分：**
  B 族维生素、维生素 C、维生素 E、维生素 P、膳食纤维、烟酸、钾、钙、镁、磷、铁、锌等

○ **适用者：** 一般大众　✕ **不适用者：** 易腹泻者、消化功能不佳者

荞麦为什么能防癌抗癌？

1 荞麦含丰富的维生素 P，为类黄酮的一种。可强化毛细血管，并具有抗炎的特性，研究显示亦具抗病毒、抗细菌及抗癌的作用。

2 荞麦中丰富的膳食纤维可刺激肠道蠕动，减少粪便在肠内停留时间，进而减少致癌物生成。

3 荞麦中的硒具有清除体内自由基、抗氧化的功能，可提高人体免疫力并抗衰老。

荞麦主要营养成分

荞麦含有 B 族维生素、维生素 C、维生素 E、维生素 P，膳食纤维、烟酸、钾、钙、镁、磷、铁、锌等营养成分。

荞麦食疗效果

1 荞麦中丰富的 B 族维生素可协助人体调节新陈代谢，维持皮肤和肌肉健康，增强免疫系统和神经系统功能，促进细胞生长和分裂，并缓解压力和舒缓情绪，减少心血管疾病发生。

2 荞麦丰富的维生素 P 有助于维生素 C 的吸收和利用，并可协助维生素 C 促进胶原蛋白的生成与稳定。

3 荞麦含镁元素，具有调节人体心肌活动的作用，可降低血液中胆固醇，预防动脉硬化；同时还能镇静神经系统，改善焦虑、失眠等问题。

荞麦食用方法

1 将荞麦生粉与高筋小麦粉按比例混合后可做成荞麦面，风味独特。

2 目前市售的荞麦粉，可单独冲泡加糖饮用或加在牛奶中，方便、营养价值高。

荞麦饮食宜忌

1 荞麦含有荧光素，某些人食用后会产生对光敏感症（荞麦病）或过敏性皮肤炎，如耳、鼻等处发炎肿胀；甚至发生结膜炎、咽喉炎、支气管炎等病症。

2 脾胃虚寒者不宜多食荞麦，以免产生胀气及风寒疼痛。

健康十谷饭

促进新陈代谢 + 预防"三高"

■ **材料：**

小米、紫米各 1/6 杯，发芽米 1/2 杯，水 2 杯，红薏苡仁、荞麦、燕麦各 1/4 杯

■ **做法：**

① 所有食材洗净，将红薏苡仁和荞麦加水浸泡 2 小时备用。

② 将步骤 1 的备料放入电饭锅内。

③ 锅中加水，煮熟即可。

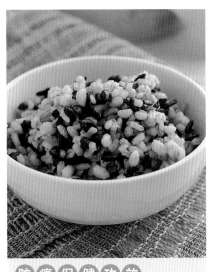

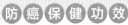 **防癌保健功效**

荞麦中含有 B 族维生素及微量元素——硒，具有抗癌作用，对于由高血压、高血脂、高血糖、动脉硬化引起的心脑血管疾病也有防治功效。

荞麦元气茶

营养多元 + 保护细胞

■ **材料：**

荞麦 20 克，煎茶 12 克，水适量

■ **做法：**

① 将洗净的荞麦用小火干拌，炒熟，放凉备用。

② 将荞麦与煎茶混匀，盛入茶壶备用。

③ 汤锅煮适量热水，取部分热水冲入步骤 2 材料后立即倒掉。

④ 再冲入适量热水泡 40 分钟，滤出茶汤即可。

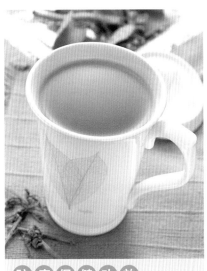

防癌保健功效

荞麦中含丰富的类黄酮、膳食纤维、烟酸、亚麻油酸和多种维生素及铁、锌、钙等，能防癌抗癌。

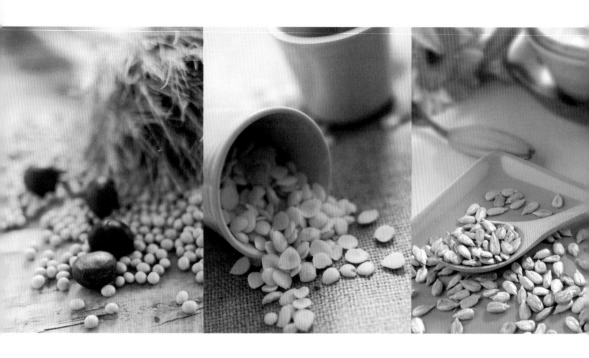

坚果种子类

　　坚果类是指含丰富油脂的种子类食物，如核桃、南瓜子等。坚果中的油脂是以单元不饱和脂肪酸为主，能提高血液中高密度脂蛋白浓度、降低低密度脂蛋白浓度，具有降血脂功效，可降低心血管疾病发生的概率。坚果中含有的膳食纤维有助于消化和防治便秘。

　　坚果是维生素 A、B 族维生素、维生素 C、维生素 E，以及矿物质镁、铜、锰、硒的优质来源，借助这些矿物质和维生素的抗氧化功能，可清除体内自由基，修复受损细胞，帮助体内各种营养成分的吸收与代谢。

提示 清除自由基，抑制致癌物生成

葵花子

防癌有效成分
亚麻油酸
维生素 E、硒

食疗功效
助眠
安定神经

- **别名：**葵瓜子、天葵子、向日葵子

- **性味：**性平，味甘

- **营养成分：**
不饱和脂肪酸、亚麻油酸、β-胡萝卜素、维生素 A、烟酸、维生素 E、钾等

○ **适用者：**一般大众、老年人 ✗ **不适用者：**肝功能不佳者

葵花子为什么能防癌抗癌？

1 葵花子中的维生素 E，可防止不饱和脂肪酸在体内过度氧化，抑制亚硝胺在体内合成，还可以活化毛细血管、促进血液循环，达到抗氧化、抗衰老、防癌的目的。

2 葵花子含丰富的亚麻油酸，亚麻油酸是人体必需的脂肪酸，是构成细胞的基本养分之一，可帮助人体调节新陈代谢、保持血压稳定并降低胆固醇。

葵花子主要营养成分

1 葵花子含有不饱和脂肪酸、亚麻油酸、维生素 A、烟酸、维生素 E、β-胡萝卜素、钾等营养成分。

2 葵花子的钾含量丰富，经常喝酒、爱吃甜食、爱喝咖啡的人体内的钾容易不足，葵花子是优质的补充来源。

葵花子食疗效果

1 葵花子中的烟酸能增强记忆力，经常食用可预防癌症、抑郁症、失眠症和心血管疾病的发生。

2 葵花子含 β-胡萝卜素，一旦为人体吸收后可转化为维生素 A，能够预防皮肤干裂、夜盲症和抗癌。

3 葵花子中的植物固醇及磷脂，能抑制体内胆固醇合成，防止动脉硬化，有助于提高人体免疫力。

4 葵花子中的维生素 A、维生素 E 等，具有软化血管、降低胆固醇、预防心脑血管疾病、延缓衰老，以及防治干眼症、夜盲症、皮肤干燥等作用。

葵花子食用方法

1 葵花子不但可作为零食，还可以作为制作糕点的原料。

2 葵花子含有丰富的油脂，也是重要的榨油原料。

葵花子饮食宜忌

葵花子不宜过量食用，因其容易加重肝脏负担，形成脂肪肝或导致肝功能障碍。

芝麻

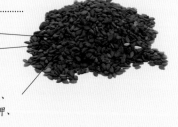

防癌有效成分
芝麻素
木酚素、硒

食疗功效
增强肝功能
降低胆固醇

● **别名：**胡麻、油麻

● **性味：**性温，味甘

● **营养成分：**
维生素 B_1、维生素 B_2、维生素 B_6、维生素 E、膳食纤维、烟酸、钠、钾、钙、镁、磷、铁、锌等

○ **适用者：**一般大众　✗ **不适用者：**易腹泻者

🍎 芝麻为什么能防癌抗癌？

1 芝麻特有的芝麻素具抗氧化能力，可降低胆固醇及血压，并且能增强肝脏功能、降低罹患癌症的概率。

2 芝麻含有的木酚素，是一种多酚类成分，属于植物雌激素，有研究显示，其对于乳腺癌的防治可产生一定的作用，并可有效增强肝脏功能，促使肝脏消除体内自由基。

3 芝麻中微量的硒是人体天然抗氧化系统的重要元素，能活化体内的谷胱甘肽，提升细胞新陈代谢速率，有助于防癌。

4 芝麻醇也具抗氧化作用（大多在油脂中），经消化吸收后，借着血液循环保护人体细胞不受致癌物质的破坏，避免发生突变，并有修复功能。

😊 芝麻主要营养成分

1 芝麻含丰富的亚麻油酸。芝麻油中有85%是由多元不饱和脂肪酸的亚麻油酸及单元不饱和脂肪酸的油酸组成。亚麻油酸属必需脂肪酸（又称维生素 F），人体无法自行合成，需要依赖食物补充。

2 传统医学认为黑芝麻优于白芝麻，因黑芝麻还有补肝肾、润五脏、抗衰老等功效，且黑芝麻中钙、磷、铁含量较白芝麻高。黑芝麻的钙含量较一般蔬菜、豆类高很多，是素食者补充钙的优质来源。

🦷 芝麻食疗效果

1 芝麻含有的亚麻油酸，是构成人体细胞膜的前体物质，可维持人体细胞正常代谢，促进人体平滑肌的收缩、血小板的凝固及降低胆固醇。

2 黑芝麻含有丰富的氨基酸、必需脂肪酸、微量矿物质，经常食用可使头发乌黑、皮肤润泽。

☀ 芝麻保存方法

芝麻所含的脂肪酸以多元不饱和脂肪酸为主，若储存不当，会让脂肪氧化劣变，产生自由基。储存芝麻制品时应密封，并放置于阴凉处，避免光照与高温。

🩺 芝麻饮食宜忌

芝麻含油脂多，易腹泻者应适量食用。

甜心芝麻汤圆

保护肝脏 + 预防肝癌

■ **材料:**

黑芝麻粉 150 克,红薯粉 60 克,淀粉 40 克,水适量

■ **调味料:**

汤圆 3 个,白糖 3 大匙

■ **做法:**

① 将红薯粉、淀粉、糖搅拌均匀,慢慢加水,揉搓至粉团不粘手状态,再揉成长条状,切成约 1.5 厘米宽的小块裹入黑芝麻粉,做成汤圆备用。

② 将芝麻汤圆放入沸水中,以中火煮 3~5 分钟,芝麻汤圆浮至水面后,以开水再煮约 1 分钟,捞起沥干即成。

③ 食用时,可依个人口味加白糖或其他配料。

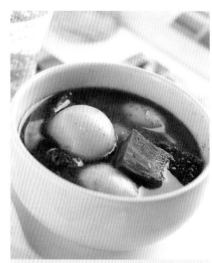

防癌保健功效

黑芝麻含原花青素、芝麻素、木酚素及维生素 E。木酚素具有抗氧化作用,可防癌、抗癌,并能增强肝脏功能,预防肝癌。

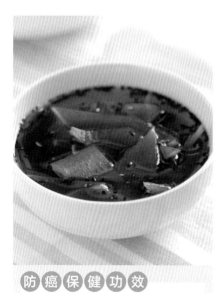

防癌保健功效

黑芝麻含芝麻素,研究发现,芝麻素能抑制早期肝癌细胞的生成;芝麻中的维生素 E 能延缓氧化,保护器官组织,是防癌营养成分。

黑芝麻海带汤

抑制肝癌细胞 + 延缓衰老

■ **材料:**

黑芝麻 50 克,海带 150 克

■ **调味料:**

盐适量

■ **做法:**

① 将黑芝麻放入炒锅中,以小火炒熟。

② 把海带放入水中泡软,切成大片。

③ 黑芝麻入锅,加海带片与清水一起煮成汤,最后加盐即可。

提示 抗衰老，降低胆固醇

栗子

防癌有效成分
膳食纤维
B 族维生素、维生素 C

食疗功效
防治动脉硬化
预防骨质疏松

- **别名：** 板栗、大栗、栗果

- **性味：** 性温，味甘

- **营养成分：**
  B 族维生素、维生素 C，膳食纤维、铁、钙、钾、β-胡萝卜素等

〇 **适用者：** 一般大众、胃寒者　✗ **不适用者：** 消化功能不佳者

栗子为什么能防癌抗癌？

1 栗子中膳食纤维含量很高，可帮助排除肠道废物，保护肠道健康，有利于预防肠道疾病。

2 栗子中的不饱和脂肪酸有预防高血压、冠心病及动脉硬化的功效，可降低心血管疾病罹患率。

栗子主要营养成分

栗子含有 B 族维生素、维生素 C，膳食纤维、铁、钙、钾、类胡萝卜素等营养成分。

栗子食疗效果

1 栗子中的叶酸可促进胎儿神经系统的发育；脂溶性维生素 E 能促进胎儿发育，可预防流产、早产，还可预防妊娠纹出现，对孕妇及胎儿都有益处。

2 栗子中的不饱和脂肪酸对高血压、动脉硬化等疾病具有防治功效。

3 中医认为，栗子性温味甘，能补脾益气、益肾、强腰、消除脚肿并舒缓肌肉疲劳，

对老年肾气不足特别有益，故栗子又被称为"肾之果"。

栗子食用方法

1 栗子可与五谷同煮，像红薯饭一样，可当正餐食用，这样既可摄取栗子的营养，又不会吃进过多热量，还可强化营养价值。卤肉时也很适合放入栗子，以增添风味。

2 栗子常见的吃法有糖炒栗子、栗子蛋糕等，还可将栗子蒸熟后，先压碎或打碎，再加上牛奶和少许糖，做成棒冰或冰淇淋。

栗子饮食宜忌

1 栗子含较多的钾，肾脏病患者需要节制食用。

2 产妇、便秘者不宜多吃栗子。

3 栗子有解人参药性的作用，不宜与人参一起食用。

红薯蒸板栗

高纤排毒 + 预防便秘

■ 材料：

红薯 250 克，鲜栗子 100 克

■ 调味料：

冰糖 10 克，橄榄油 2 匙

■ 做法：

① 用刀将栗子从中切小口，放入水中稍煮后捞出，浸凉水并剥掉表皮后备用。

② 将红薯洗净，去皮切成适当小块，再和栗子一起放进橄榄油锅中炸，直到色泽呈深黄时捞出放入碗中。

③ 加冰糖至步骤②碗中，蒸至熟透即可。

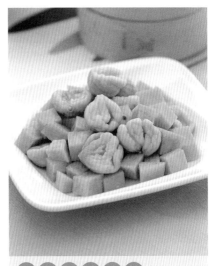

防 癌 保 健 功 效

　　栗子的膳食纤维含量高，搭配同样高膳食纤维的红薯，可帮助排除肠道废物，保护肠道健康，预防肠癌。

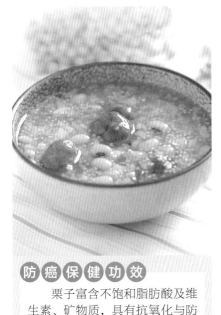

黄豆栗子粥

清除自由基 + 促进脂肪代谢

■ 材料：

花生、黄豆各 50 克，栗子 100 克，糯米 90 克

■ 做法：

① 将所有材料清洗干净。

② 将黄豆预先放在水中浸泡一晚。

③ 将所有材料放入锅中熬煮成粥即可。

防 癌 保 健 功 效

　　栗子富含不饱和脂肪酸及维生素、矿物质，具有抗氧化与防癌功效，并且对防治高血压、冠心病、动脉硬化很有帮助。

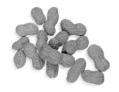

杏仁

防癌有效成分
苦杏仁苷
膳食纤维

食疗功效
改善贫血症状
预防骨质疏松

- **别名：** 杏实、杏核仁、杏子
- **性味：** 甜杏仁性平，味甘；
  苦杏仁性温，味微苦
- **营养成分：**
  维生素 A、维生素 E、维生素 B_2、维生素 B_6、
  不饱和脂肪酸、膳食纤维、钙、磷、镁、钾等

○ **适用者：** 一般大众、习惯性便秘者　✗ **不适用者：** 消化功能较差者、孕妇

🍎 杏仁为什么能防癌抗癌？

1 实验证明，杏仁所含的苦杏仁苷可抑制癌细胞转移。

2 有研究指出，杏仁比小麦胚芽更能抑制肿瘤的发生。

⚙ 杏仁主要营养成分

1 杏仁的维生素 E 含量相当丰富。维生素 E 是一种强力抗氧化物，对保护心血管健康也有益处。

2 杏仁丰富的膳食纤维能促进肠道蠕动，改善便秘并预防结肠癌。

🦷 杏仁食疗效果

1 杏仁含有特殊的植化素——苦杏仁苷。它在自然界食物中只存在于杏、桃、李、梨、苹果、乌梅等水果的黑色果核中。可促进能量代谢，刺激胃酸分泌，帮助消化，增进食欲；还可平衡血压，清除自由基，具有抗衰老作用。

2 传统医学认为，杏仁入肺与大肠经，有止咳平喘、润肠通便之功效。

3 杏仁含钙、钾、镁、锌、铁、铜等人体较易缺乏的矿物质，而这些矿物质是预防高血压、骨质疏松及贫血不可缺少的营养成分，如锌是维持免疫系统的必要元素，镁则有助于 2 型糖尿病的血糖控制。

4 杏仁脂肪中约 70% 由不饱和脂肪酸构成，具有改善血脂的功能。

☀ 杏仁食用方法

1 杏仁有两种，分别为甜杏仁（南杏仁）及苦杏仁（北杏仁），因苦杏仁味苦，并含毒性，故常见市售杏仁零食多属甜杏仁，而苦杏仁因有中医疗效，多用于入药。

2 杏仁含有苦杏仁苷，在被胃肠道消化时会释出有毒的氢氰酸，食用前必须先在水中浸泡多次，加热、煮沸，使有毒物质溶解于水中，还应避免食用过量。

☤ 杏仁饮食宜忌

中医认为杏仁性滑，具有滑胎的作用，所以孕妇不宜食用。

牛奶杏仁西米露

降低患癌率 + 嫩白肌肤

■ 材料：
牛奶 200 毫升，杏仁粉 15 克，西米 20 克

■ 做法：

① 将牛奶放入锅中煮，再加入杏仁粉调匀。

② 煮沸后放入西米一起炖煮，再次煮沸即可。

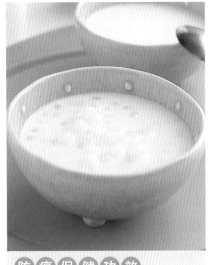

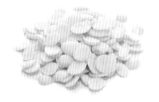

防癌保健功效

　　因牛奶富含钙，可间接抑制癌细胞生长；杏仁所含的苦杏仁苷为一种特殊的植化素，具抗氧化的功效，有助于防癌。

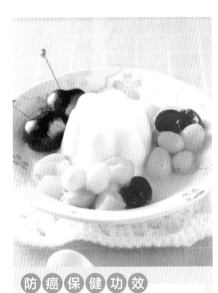

防癌保健功效

　　杏仁含丰富的膳食纤维及单元不饱和脂肪，二者皆能发挥防癌、抗癌的作用。豆浆中的异黄酮能够预防乳腺癌。

果香杏仁豆腐

可口开胃 + 预防乳腺癌

■ 材料：
杏仁露 60 毫升，豆浆 100 毫升，鲜奶 300 毫升，水 200 毫升，琼脂 10 克，果冻粉 5 克，水果丁适量

■ 调味料：
冰糖 60 克

■ 做法：

① 将琼脂与果冻粉加水拌匀，加入冰糖略微搅拌。

② 将豆浆、鲜奶、水放入锅中，加入步骤①材料，用中火煮至沸腾。熄火后，加入杏仁露拌匀，倒入模型中，放凉后再放入冰箱冷藏。

③ 食用时，将杏仁豆腐切成块状，加入适量水果丁即可。

腰果

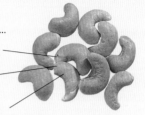

防癌有效成分
蛋白酶抑制剂
维生素 A、维生素 E、硒

食疗功效
增强免疫功能
预防心血管疾病

- **别名：** 鸡腰果、介寿果、树花生

- **性味：** 性平，味甘

- **营养成分：**
  维生素 A、维生素 B_1、维生素 B_2、
  维生素 B_6、烟酸、锰、铬、镁、
  硒、不饱和脂肪酸等

○ **适用者：** 一般大众、素食者　✗ **不适用者：** 哮喘者、多痰者、肠炎患者

腰果为什么能防癌抗癌？

1 腰果中的蛋白酶抑制剂可阻碍肿瘤发展，并缩小肿瘤范围，抑制癌细胞的生长与分裂。人体为避免某些蛋白酶过度活跃，造成组织伤害，会自行产生一些蛋白酶抑制剂，其与体内蛋白酶结合，可以防止蛋白酶过度作用，以达到体内平衡，而腰果含有大量的蛋白酶抑制剂。

2 腰果含有硒元素，有助于强化免疫系统，进而预防癌症。

腰果主要营养成分

腰果含维生素 A、维生素 B_1、维生素 B_2、维生素 B_6、烟酸、锰、铬、镁、硒、不饱和脂肪酸等营养成分。

腰果食疗效果

1 腰果中所含的维生素 B_1 具有补充体力、消除疲劳的作用；同时富含的维生素 E 是优质的抗氧化剂，可使皮肤光泽、气色变好。

2 腰果中的脂肪有 75% 属不饱和脂肪酸，在不饱和脂肪酸中又有 75% 的成分是油酸，与橄榄油中的成分一样。有研究报告指出，油酸可保护心脏与血管的健康，并能降低胆固醇。

腰果食用和保存方法

1 腰果不仅是极具营养的零食，也是食谱中常用的材料。

2 腰果的油酸含量高，所以比其他坚果类食物可保存更长时间，但最好放在密封的容器中。置于冰箱里冷藏，可保存6 个月；如置于冷冻室中，则可保存约1 年。

腰果饮食宜忌

1 腰果中的油脂含量丰富，肠炎、腹泻患者及痰多者均不宜多食。

2 腰果中的蛋白质容易变成过敏体质者的过敏原，因此有食物过敏史的人，极有可能对腰果也过敏，少食为宜。

腰果炒西芹

强化免疫力＋预防便秘

■ 材料：

西芹 250 克，腰果 50 克

■ 调味料：

盐 1 小匙，香油 2 匙

■ 做法：

① 将西芹根部去掉，洗净后切成块状，放入热水中汆烫。

② 把洗净的腰果放入锅中，用香油炸到呈浅黄色后捞出待凉。

③ 将盐、香油和西芹块混合拌匀，再撒上腰果即可。

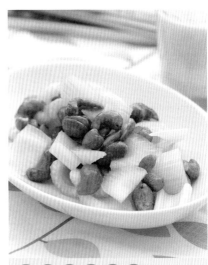

防 癌 保 健 功 效

腰果富含矿物质——硒，研究发现，硒是人体抗氧化系统的重要成分之一，对于强化免疫系统也很有帮助。

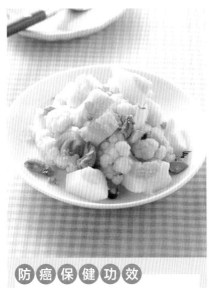

防 癌 保 健 功 效

腰果中的油酸、亚麻油酸，除了可抗肿瘤、防癌，还可预防动脉硬化等心血管疾病。花椰菜含异硫氰酸盐，能分解致癌物，预防癌症。

腰果椰菜蛋沙拉

分解致癌物＋预防老化

■ 材料：

熟腰果 20 克，花椰菜 200 克，鸡蛋 50 克

■ 调味料：

盐 1/2 小匙

■ 做法：

① 将花椰菜洗净去老茎，切小朵，梗的部分切小块，汆烫后拌盐备用。

② 鸡蛋洗净后，放入汤锅加冷水（淹过鸡蛋），用中小火煮沸后再焖 5 分钟，然后取出鸡蛋冲冷水，去壳再切块备用。

③ 将步骤①材料与步骤②材料混合，再撒上熟腰果即可。

核桃

防癌有效成分
维生素 E、硒
不饱和脂肪酸

食疗功效
降低血脂
降胆固醇

- **别名：** 胡桃、羌桃、长寿果
- **性味：** 性温，味甘
- **营养成分：**
  维生素 B_1、维生素 B_2、维生素 C、叶酸、泛酸、烟酸、铁、锌、铜、镁、磷、膳食纤维等

○ **适用者：** 一般大众、素食者　✗ **不适用者：** 肾衰竭患者、容易上火者

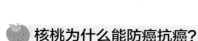 核桃为什么能防癌抗癌？

1 核桃的不饱和脂肪酸中含有可减缓癌细胞生长的 Omega-3 脂肪酸。不饱和脂肪酸主要为人体提供生长及维持皮肤健康必需的脂肪酸，且维生素 A、维生素 D、维生素 E、维生素 K 等脂溶性维生素也需要溶于脂肪中才能被人体吸收利用，所以核桃是非常有益健康的食品。

2 核桃中的维生素 A、维生素 E、β－胡萝卜素及微量元素——硒，都具有强力的抗氧化性，能清除体内自由基，防止细胞突变，提升人体免疫力，预防肿瘤。

核桃主要营养成分

1 核桃含有维生素 B_1、维生素 B_2、维生素 C、叶酸、泛酸、烟酸、铁、锌、铜、镁、磷、膳食纤维等营养成分。

2 核桃中丰富的维生素 B_1、维生素 B_2 可舒缓神经、消除疲劳，因维生素 B_1、维生素 B_2 是人体执行糖类、脂质与氨基酸等能源营养成分代谢过程中必需的辅助因子。

核桃食疗效果

1 核桃中的维生素 E 可使细胞免受自由基的氧化损害，是很有效的抗衰老食物。

2 核桃的膳食纤维含量相当丰富，可促进胃肠蠕动，帮助消化及排便，避免便秘，并且有助于降低体内胆固醇含量，可以预防心血管疾病的发生。

3 中医认为，核桃性温，味甘，具补肾固精、温肺定喘、补血益髓、润肠通便的功效，尤其对老年人便秘、咳嗽、气喘等疗效颇佳。

4 核桃中的卵磷脂可维持脑细胞正常代谢，防止脑功能衰退。

核桃食用方法

核桃可生吃，也可加入适量盐水煮熟吃，还可以与薏苡仁、栗子等一同煮食。

核桃饮食宜忌

不宜与黄豆或其他豆类制品同食，以免出现腹胀、腹痛、消化不良等症状。

冰糖核桃糊

益智健脑＋预防肿瘤

■ 材料：

核桃仁 125 克

■ 调味料：

香油 2 匙，冰糖 125 克

■ 做法：

① 先用开水浸泡核桃仁约 15 分钟之后，再将衣膜挑掉。

② 将香油、核桃仁放入锅中，加热炒到核桃仁呈金黄色即可起锅待凉。

③ 将步骤 ② 材料放入果汁机中，加冰糖打到变成粉末状，食用时再冲入温开水即可。

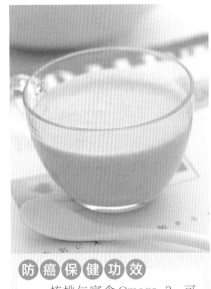

防 癌 保 健 功 效

核桃仁富含 Omega-3，可强化免疫系统，抑制癌细胞生长；富含维生素 E，可保护细胞不受自由基攻击，以预防癌症。

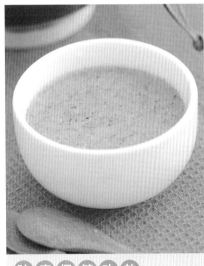

防 癌 保 健 功 效

核桃仁富含 Omega-3 脂肪酸，有利于强化免疫功能，抑制癌细胞生长；芝麻含芝麻素，抗氧化性强，可预防细胞癌变。

核桃芝麻糊

抗氧化＋防止细胞癌变

■ 材料：

芝麻 100 克，核桃仁 30 克，糯米粉 10 克

■ 调味料：

白糖 15 克

■ 做法：

① 把芝麻和核桃仁放入锅中炒熟后待凉，再磨成粉状。

② 将步骤 ① 中材料、糯米粉及适量水放入锅中，加热熬煮，直到变成糊状。

③ 依个人喜好，加入适量白糖即可。

南瓜子

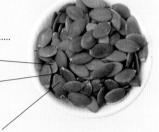

防癌有效成分
脂肪酸
甘露醇、锌

食疗功效
预防龋齿
预防前列腺增生

● **别名：** 白瓜子、金瓜子

● **性味：** 性平，味甘

● **营养成分：**
维生素 B$_1$、维生素 B$_2$、维生素 B$_6$、维生素 E、钠、镁、锌、磷、钾、烟酸、β-胡萝卜素等

○ **适用者：** 一般大众、"三高"患者　✗ **不适用者：** 胃热症者

南瓜子为什么能防癌抗癌？

1 南瓜子含有甘露醇，甘露醇具有类似膳食纤维的功能，可预防便秘、改善肠道菌群、预防结肠癌。

2 南瓜子含有丰富的微量元素——锌，是多种酶的辅助因子，有助于增强免疫功能，对生长发育也很有帮助。

南瓜子主要营养成分

南瓜子含有维生素 B$_1$、维生素 B$_2$、维生素 B$_6$、维生素 E、钠、镁、锌、磷、钾、烟酸、β-胡萝卜素等营养成分。

南瓜子食疗效果

1 南瓜子含丰富的镁，而增加镁的摄取，可有效提高大脑细胞的运作能力。研究结果显示，缺乏镁离子将导致认知功能损伤，进而影响老年人的记忆力，天然食物中可经由南瓜子大量补充镁。

2 维生素 E 可减轻各种毒物对人体器官的损害，如大气中的臭氧、二氧化氮等，食物中的亚硝胺（致癌物质）等，预防吸烟或二手烟引起的肺癌和肺气肿。

3 甘露醇可抑制引起龋齿的细菌生长繁殖，有预防龋齿的作用，阻碍新龋齿的形成及原有龋齿的继续发展。

4 南瓜子内丰富的锌具有预防前列腺增生及改善排尿困难的功效。

南瓜子食用方法

南瓜子可以生食，也可磨成粉冲茶，或用于烘焙、油炸、入菜，当点心、零食均可。

南瓜子饮食宜忌

南瓜子属油脂类食物，食用要适量，每天 20～30 克即可；南瓜子的壳含有相当多的粗纤维，不建议一起吃下肚。

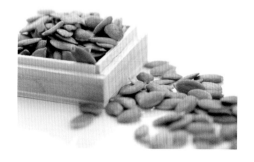

南瓜子烤饼

强化免疫力＋抗氧化

■ **材料：**

蛋白 50 克，低筋面粉 35 克，去壳南瓜子
15 克

■ **调味料：**

无盐奶油 20 克，糖 75 克

■ **做法：**

① 待无盐奶油变软，取一部分加糖搅拌至呈白
色后，将蛋白分 3 次加入拌匀，再将低筋面
粉过筛并加入拌匀成面糊。

② 在锡箔纸上抹层薄薄的奶油后，再抹一层面
糊，并放些南瓜子。

③ 烤箱预热至 170℃，烤 5 分钟直至饼呈金黄
色即可。

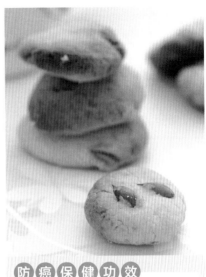

防 癌 保 健 功 效

南瓜子富含锌，有降低罹患
前列腺癌概率或避免其恶化之效；
亦富含维生素 E 与 β – 胡萝卜素，
都有助于人体抗氧化，有抗癌功效。

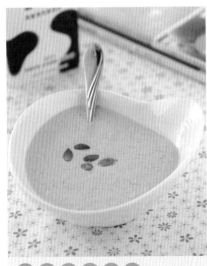

防 癌 保 健 功 效

南瓜子对前列腺增生具有改
善作用，也具有预防前列腺癌的
功效。青豆仁则富含皂苷，具有
抗癌功效。

南瓜子浓汤

预防前列腺肥大＋对抗"三高"

■ **材料：**

南瓜子 20 克，青豆仁 200 克，脱脂鲜奶 200
毫升

■ **调味料：**

盐 2 克，胡椒粉 1 克

■ **做法：**

① 将南瓜子用烤箱烤出香味；青豆仁洗净备用。

② 将步骤 1 的南瓜子和青豆仁放入果汁机中，
再分次加入脱脂鲜奶，并搅拌均匀。

③ 将步骤 2 材料倒入汤锅，加入适量的水煮熟，
再加调味料拌匀即可，也可以加入熟南瓜子
一起食用。

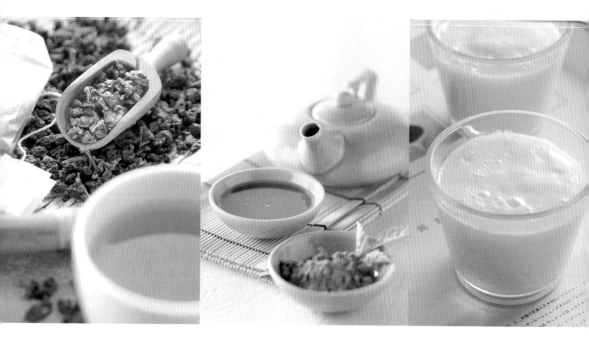

防癌饮品、点心

饮食防癌还可从日常解渴饮品着手，包括茶类、酸奶、红酒等，这些饮品皆具有不同的防癌机制。

研究指出，茶叶含有丰富的多酚类物质，具有一定的抗氧化能力，可清除体内自由基，还能阻断信息传递，抑制癌细胞生长，进而达到防癌效果。

酸奶含有丰富的活性乳酸菌，有助于增加体内有益菌，有效抑制有害菌生长。另有研究证实，多吃酸奶可抑制大肠杆菌滋生，降低有害菌种分泌致癌物质。

研究发现，适量饮用红酒具有防癌功效，因其含有抗癌活性的白藜芦醇，可防止细胞癌变，抑制恶性肿瘤扩散；白藜芦醇还有防治冠心病与高脂血症、抗血栓、抗氧化、清除自由基、抗炎症和抗过敏等作用。

提示 调节肠道菌群生态，有助于抑制癌细胞

乳酸饮品

防癌有效成分
乳酸菌
B 族维生素

食疗功效
健胃整肠
美容减重

● **种类：** 酸奶、益生菌饮品

● **性味：** 性凉，味甘酸

● **营养成分：**
蛋白质、乳糖、乳酸菌、钠、钾、钙、镁、磷、铁、锌、维生素 A、B 族维生素、维生素 D 等

○ **适用者：** 一般大众、减重者、排便不畅者　✗ **不适用者：** 对乳制品过敏者

乳酸饮品为什么能防癌抗癌？

乳酸饮品中的益生菌，可提升人体干扰素的产量及自然杀伤细胞的活性，干扰素可进一步刺激人体产生抗体，使自然杀伤细胞能抑制某些肿瘤细胞。

乳酸饮品主要营养成分

1 乳酸饮品含有蛋白质、乳糖、乳酸菌、维生素 A、B 族维生素、维生素 D、钠、钾、钙、镁、磷、铁、锌等营养成分。

2 含有乳酸的饮料产品种类繁多，常见的有酸奶、益生菌饮料等，酸奶的益生菌含量丰富。酸奶经过稀释，并且添加稳定剂及其他配料后，即成酸奶饮品，但其乳酸菌的含量不如酸奶。市售的乳酸益生菌饮料，亦是在酸奶制作基础上，再添加果汁稀释而成。

乳酸饮品食疗效果

1 乳酸饮品可平衡肠道菌群，减少胃肠道的有害菌种，降低有害菌种分泌致癌物质的概率。此外，还可有效促进肠道蠕动，预防或改善便秘。

2 酸奶可整肠，降低胆固醇。研究发现，肠道内乳酸菌比较多的人，胆固醇较低；肠道内乳酸菌少，胆固醇则较高。

乳酸饮品食用方法

1 乳酸制品中的酸奶吃法繁多，最简单的就是把原味酸奶加入各种调味料，做成酸奶沙拉酱，可搭配生菜、水果、饼干、面包食用。

2 酸奶还可以入菜，无论是浓汤、蛋糕、咖喱饭，加入酸奶都可让料理呈现出不同的滋味。

乳酸饮品饮食宜忌

1 食用乳酸饮品时，不宜搭配香肠、腊肉等高油脂的加工肉品，因加工肉品内添加的亚硝酸盐会与酸奶的氨形成亚硝胺，亚硝胺是致癌物，所以不要将酸奶和这类食品一起食用。

2 市售乳酸饮品大多添加较多糖分，不建议糖尿病患者食用，减重者可以选择自制酸奶，或是含糖量较低的乳酸饮品。

茶

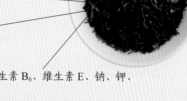

防癌有效成分
茶多酚、硒
儿茶素、鞣酸

食疗功效
抗氧化
降低胆固醇

- **别名：** 茗、槚、荈
- **性味：** 性凉，味苦
- **营养成分：**
维生素 A、维生素 B_2、维生素 B_6、维生素 E、钠、钾、钙、镁、磷、铁等

○ **适用者：** 一般大众、减重者　✗ **不适用者：** 肠胃不佳者、心脏病患者、易失眠者

茶为什么能防癌抗癌？

1 茶叶中的茶多酚可抑制癌细胞增生，还可抑制血管生成因子，使肿瘤无法完成血管新生过程，使癌细胞不易转移；茶多酚可减少亚硝酸盐与氨基酸结合，减少致癌物——亚硝胺的生成。

2 茶多酚还具有强力抗氧化作用，可与茶叶中的维生素 C、维生素 E 结合，共同产生抗氧化效果，有助于清除对人体细胞及组织有害的自由基。

3 茶类饮品中以绿茶防癌效果最佳，因其富含儿茶素，具有很强的抗氧化作用，保护细胞不受自由基的损伤。

4 绿茶含有鞣酸，是强力抗氧化剂，能增强人体细胞抗氧化酶的活性，抑制细胞癌变，并抑制致癌物的活化及肿瘤生长，还能预防致癌物——亚硝胺在体内形成。

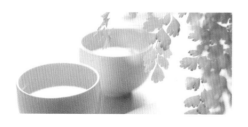

茶的主要营养成分

1 茶类饮品含有维生素 A、维生素 B_2、维生素 B_6、维生素 E，以及少量的钠、钾、钙、镁、磷、铁等矿物质；并含有咖啡碱、茶碱、鞣酸、茶多酚等物质，以及儿茶素等特殊成分。

2 茶类中绿茶维生素 C 含量最高，能增加血管韧性，减缓皮肤老化，间接美白肌肤，具有抗氧化与美白的效果。

茶的食疗效果

1 茶多酚可作用于神经递质而改善神经传递功能，有助于增强记忆力，改善阿尔茨海默病症状。

2 茶多酚可降低血液黏度，降低胆固醇，促进血液流通，改善毛细血管循环系统，有助于预防心血管疾病。

3 中医认为，茶苦寒无毒。有驱逐五脏之邪气，镇定神经、强壮精神，使人忍饥寒，有防衰老之效。

4 茶叶能预防龋齿，因茶叶中含氟，茶叶中的多酚化合物具有强力的杀菌作用，与氟结合后具有预防龋齿的效果。

🏵 茶的食用方法

1 隔夜茶易释出过多的单宁，会伤害肠胃，因此不宜饮用。

2 茶叶大多冲泡饮用，还可将茶叶入菜或制成茶点，别有风味。

🩺 茶的饮食宜忌

1 传统医学认为，绿茶属寒性饮品，易使生理期、怀孕期、临产前、产后哺乳期、更年期的女性气血郁滞，应注意饮用量。

2 肾脏、心脏、肠胃不佳或气血虚弱者不宜多喝或喝过浓的茶。

3 绿茶中的生物碱对痛风患者有影响，所以痛风患者最好喝淡一点的绿茶。

4 绿茶含有咖啡因并有利尿功能，让人不易入睡，有睡眠困扰者不宜于睡前饮用。因其含咖啡因，胃食管反流患者亦要控制饮用量。

茶香糖醋虾

预防细胞癌化 + 降低血脂

■ 材料：
茶叶 50 克，虾 250 克

■ 调味料：
米酒、醋各 3 匙，盐、白糖、玉米粉各 1 小匙，香油 1 匙

■ 做法：
① 将茶叶洗净，放入清水加少许盐泡一下，捞出沥干水分备用。

② 虾剥壳并去肠泥后洗净，沥干水分备用。

③ 热锅炒虾至变成红色，加盐、白糖、米酒、醋和茶叶翻炒，用玉米粉加水勾薄芡，最后淋上香油即可。

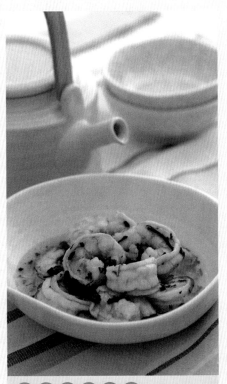

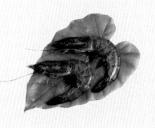

防癌保健功效

茶叶所含抗氧化物多为鞣酸、多酚类，可抑制癌细胞的生长，因而具有抗癌功效。茶叶有强心、降血脂之效，还能够预防心血管疾病。

西红柿绿茶汤

预防肝癌 + 生津止渴

■ 材料：

西红柿 150 克，绿茶 2 克

■ 调味料：

盐适量

■ 做法：

① 先将西红柿洗净，用开水烫过去皮，再将之捣碎。

② 在绿茶中加入碎西红柿，混匀置于汤碗内。

③ 加入约 400 毫升开水，煮沸后加盐即可。

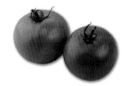

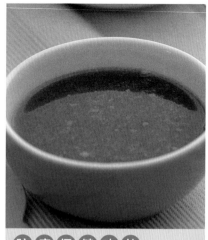

防 癌 保 健 功 效

研究发现，绿茶含有表没食子儿茶素、没食子酸酯（EGCG）等多酚类，这些特殊成分可抑制肝癌细胞生长、加强肝脏解毒功能，促使癌细胞凋亡。

清香茶叶粥

抗氧化 + 阻断癌细胞生长

■ 材料：

茶叶 15 克，大米 50 克

■ 调味料：

白糖 1 小匙

■ 做法：

① 将茶叶放入适量沸水中煮开，取茶汤备用。

② 锅中放入清水，加入大米熬煮成粥。

③ 粥中放入茶汤用小火熬煮，煮沸后加入白糖调匀即可。

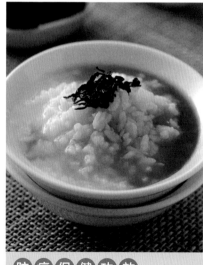

防 癌 保 健 功 效

茶叶具有防癌作用，因其所含的多酚类抗氧化物质具有阻断信息传递的能力，可抑制癌细胞生长，达到防癌效果。

葡萄柚绿茶

净化血管 + 预防癌症

■ 材料：

绿茶粉 45 克，冷开水 200 毫升，葡萄柚 100 克

■ 调味料：

蜂蜜 2 小匙

■ 做法：

① 将葡萄柚洗干净，榨汁。

② 将绿茶粉用冷开水调开。

③ 将茶水和葡萄柚汁倒入杯中，拌匀。

④ 最后加蜂蜜调味即可。

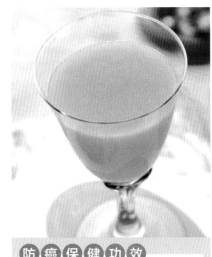

防 癌 保 健 功 效

　　绿茶中的儿茶素和维生素 E 能阻止血管内脂肪沉积，儿茶素还可有效抑制癌细胞生长；葡萄柚中的生物类黄酮也有助于致癌物质排出体外。

丝瓜清茶

抗老防癌 + 中和自由基

■ 材料：

丝瓜 30 克，绿茶 5 克

■ 调味料：

盐 2 克

■ 做法：

① 将丝瓜洗净后切片，加水煮熟，加入适量盐调味。

② 将绿茶煮成茶水倒入丝瓜汤中，拌匀即可。

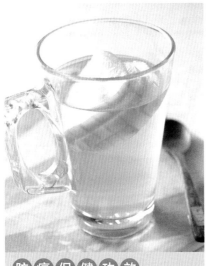

防 癌 保 健 功 效

　　绿茶含丰富的维生素 C，能有效中和自由基，减少致癌因子对身体的伤害；所含多酚类儿茶素也具有抗老、防癌功能。

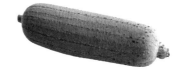

红酒

防癌有效成分
白藜芦醇
槲皮素、原花青素

食疗功效
抗氧化
美白肌肤

● **别名：** 红葡萄酒

● **性味：** 性温，味辛

● **营养成分：**
维生素 B_2、维生素 B_6、钠、钾、
钙、镁、磷、铁、锌等

○ **适用者：** 一般大众　✗ **不适用者：** 高血脂症患者、肝脏疾病患者、消化系统溃疡患者

红酒为什么能防癌抗癌？

1. 红酒中的白藜芦醇，又叫葡萄红醇，以红葡萄的果皮中含量较高，是一种强力抗氧化剂，具抗凝血、抗炎及舒张血管等作用，可抗老化、预防心脏病和抑制肿瘤生长。

2. 红酒中的原花青素不仅具有强化毛细血管、预防牙龈出血的功效，还具有抗氧化作用，能延缓身体老化并预防癌症。

3. 红酒中的维生素 P 可预防细胞内致癌物质的生成，防止癌细胞扩散。

红酒主要营养成分

葡萄籽中含有大量原花青素，其抗自由基的能力远高于维生素 E、维生素 C。

红酒食疗效果

1. 年长者血液循环不佳，尤其腿部的动脉血管会逐渐硬化，容易影响脚踝、足部的血液循环，导致腿部疼痛、有灼烧感、手脚冰凉和皮肤变色等，适当饮酒能改善这些状况。

2. 红酒还有舒缓痛经的作用，如属气滞血淤型痛经患者，可适量饮用红酒，能疏通经络、扩张血管、松弛平滑肌。

3. 红酒中含磷、钙、铁、镁、铜等矿物质。另外，红酒中的抗氧化物，如多酚类及鞣酸，都具有舒缓压力、稳定情绪、消除疲劳、改善肤质等功效。

红酒饮用和选购方法

1. 红酒可单饮，也可入菜。

2. 选择红酒时需注意酒瓶上的标识，应明确产地、查询检疫证明；酒精含量以 10% ~ 16% 为宜。

红酒饮用宜忌

1. 适量饮酒是基本原则。男性一天饮用量最好在 150 毫升以内，女性在 100 毫升以内，可与正餐一起饮用，或睡前 30 分钟饮用，以免身体平躺时导致胃酸反流，造成不适。

2. 高血压、心脏病、糖尿病及痛风患者不建议饮用或少量饮用。

红酒烩梨

保护健康细胞 + 预防乳腺癌

■ 材料：

西洋梨 400 克，红酒 300 毫升

■ 调味料：

糖 30 克，肉桂、豆蔻粉、蜂蜜各 5 克

■ 做法：

① 将西洋梨去皮洗净，对切，并用牙签戳洞。

② 将红酒、西洋梨放入锅中，红酒要完全淹过梨子，煮到酒精蒸发为止。

③ 加糖并转小火，再加少许肉桂、豆蔻粉后盖上锅盖，煮半小时后起锅、摆盘，最后淋上蜂蜜，加莳萝点缀即可。

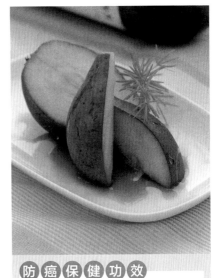

防癌保健功效

　　红酒富含白藜芦醇，可预防细胞免受自由基的攻击，有研究发现，红酒有抗前列腺癌或乳腺癌的功效。

红酒牛肉

对抗自由基 + 预防肿瘤

■ 材料：

红酒 50 毫升，高汤 50 毫升，火锅牛肉片 200 克，西红柿 100 克，洋葱 180 克

■ 调味料：

盐 3 克，橄榄油、酱油各 15 毫升

■ 做法：

① 西红柿洗净切块；洋葱洗净切块备用。

② 热锅放油，炒香洋葱块、西红柿块；放入牛肉片炒至 7 分熟。

③ 加入红酒、高汤、剩余的调味料煮沸，转小火续煮 3 分钟即可。

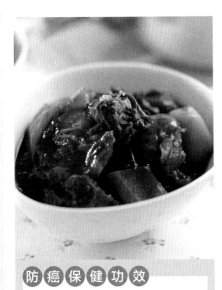

防癌保健功效

　　红酒含白藜芦醇、类黄酮及多酚类植化素，都是强抗氧化剂，有助于对抗肺癌等。洋葱含硒，能加速过氧化物分解，抑制肿瘤的发生。

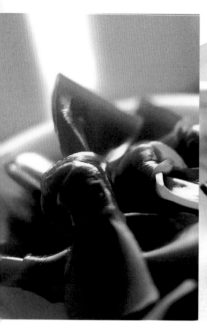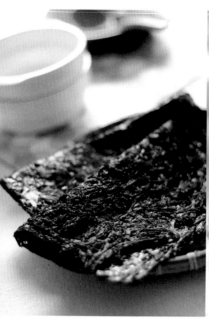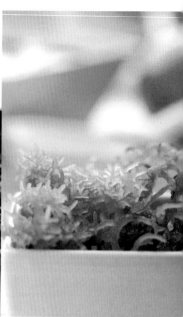

健康海菜类

　　研究表明，海菜具有消灭肿瘤的能力，据实验推测应该是与 β - 胡萝卜素及藻酸盐有关。海带中的镁与碘能控制血压，有益于心脏；海菜中丰富的钙则能强化骨骼与牙齿。

　　褐藻类，如紫菜，含大量紫菜多糖，可减少骨骼吸收辐射微粒；海菜中的氟可提高身体防御能力，强健牙齿及骨骼；海带丰富的褐藻多糖、褐藻胶及海藻多糖，可强化免疫功能、抑制癌细胞增生，并能降血压、血脂及胆固醇，又可抗辐射污染，经常在计算机前工作的人可常食用。

提示 富含多糖，有助于提升免疫力

裙带菜

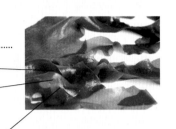

防癌有效成分

多糖
B 族维生素

食疗功效

延缓老化
降低胆固醇

● **别名：**海带芽

● **性味：**性凉，味甘咸

● **营养成分：**
褐藻胶、甘露醇、钾、碘、维生素 A、
B 族维生素、叶酸、钙、镁、钠等

○ **适用者：**一般大众　　✗ **不适用者：**甲状腺功能亢进患者

🍎 裙带菜为什么能防癌抗癌？

1 裙带菜中的 β - 胡萝卜素含量丰富，可抑制癌细胞活性，清除活性氧及各种自由基的能力也很强。清除自由基可避免不饱和脂肪酸、蛋白质及核酸遭受致癌物质攻击，还可减少多种疾病的发生及延缓人体衰老。

2 裙带菜含褐藻胶，有抑制癌细胞的功效，可防止肿瘤生成，强化免疫力。

⚙ 裙带菜主要营养成分

1 裙带菜含有褐藻胶、甘露醇、钾、碘、维生素 A、B 族维生素、叶酸、硫酸盐、钙、镁、钠等营养成分。

2 裙带菜所含的褐藻胶属于水溶性膳食纤维，能有效维护肠道健康。

3 裙带菜中的多糖类，黏性及保水性都极强，遇水容易与胆固醇、胆汁等物质形成胶状，进而排出体外，所以能降低血液中胆固醇含量，预防动脉硬化，还有助于改善排便困扰。

🦷 裙带菜食疗效果

1 裙带菜含丰富矿物质，经常食用可以有效调节血液酸碱度，保持体液酸碱平衡。

2 裙带菜含有完整的 B 族维生素，可参与人体新陈代谢，提供能量，保护神经组织细胞，有助于细胞修复，对预防感染及贫血、维持皮肤健康、延缓衰老、安定神经、舒缓焦虑也很有效。

3 裙带菜中的矿物质——碘、钙、铁含量丰富，对预防甲状腺肿大，防治佝偻病、骨质疏松症及缺铁性贫血等都有积极的作用。

☀ 裙带菜食用方法

　　裙带菜可凉拌，也可烤、煮食用，炖排骨汤滋味甚佳。

👨‍⚕ 裙带菜饮食宜忌

　　裙带菜含碘较多，正在服用抗甲状腺功能亢进药物者不宜食用。

紫菜

防癌有效成分
β－胡萝卜素
膳食纤维、紫菜多糖

食疗功效
酸碱平衡
预防贫血

● **别名：** 海苔、紫英

● **性味：** 性寒，味甘咸

● **营养成分：**
膳食纤维、β-胡萝卜素、钙、铁、钾、碘、磷等

○ **适用者：** 一般大众、心血管疾病患者　✗ **不适用者：** 甲状腺功能亢进患者

紫菜为什么能防癌抗癌？

1 紫菜成分中约 1/5 为膳食纤维，可保持肠道健康，预防便秘，还可将致癌物质排出体外，有利于预防大肠癌。

2 紫菜含大量碘质，是甲状腺素的重要成分，除中和血液酸碱值外，还可维持人体正常新陈代谢和成长。

3 紫菜中的紫菜多糖，具有增强细胞免疫和体液免疫功能，可促进淋巴细胞转化，提高人体免疫力，并有效降低胆固醇。

紫菜主要营养成分

1 紫菜含有膳食纤维、β－胡萝卜素、钙、铁、钾、碘、磷等营养成分。

2 紫菜中的蛋白质与大豆含量差不多，比鲜蘑菇多；维生素 A 含量高于牛奶，可预防夜盲症；钾的含量很高，是海菜类食物的冠军。

紫菜食疗效果

1 紫菜含铁、钙、磷，可帮助造血，防治贫血。

2 紫菜含大量牛磺酸，可降低血脂，有利于保护心脏。

3 紫菜中的丰富胆碱，对增强记忆力很有帮助。

4 紫菜含钾量丰富，具有维持体内酸碱平衡、保护神经系统功能等功效。

紫菜食用方法

1 紫菜入菜，不仅可作为主菜、配菜，还可作为配色料、包卷料或调料，做法有拌、蒸、煮、烧、炸、汆烫、煮汤等，相当丰富多样。

2 紫菜有两种形式：一种是干燥处理过的紫菜，需泡水膨胀后食用，经常用来煮菜、煮汤。另一种是加工过的海苔，可直接当作零食来吃，或是用来卷寿司食用。

紫菜饮食宜忌

1 紫菜含钠量高，不宜大量食用。

2 甲状腺功能亢进患者应注意食用量。

紫菜豆腐汤

清除活性氧＋提高免疫力

■ 材料：

紫菜 5 克，豆腐 150 克，芹菜 10 克，胡萝卜 15 克

■ 调味料：

醋 15 毫升，盐 5 克

■ 做法：

① 将豆腐洗干净后切成小块；胡萝卜去皮，切块；芹菜洗净，切段；紫菜洗净，撕成小片。

② 将胡萝卜块、豆腐块放入锅中，加入适量清水，用大火煮。

③ 煮沸后加入适量盐调味，再加芹菜段与紫菜用小火煮。

④ 再次煮沸后，加醋调味即可。

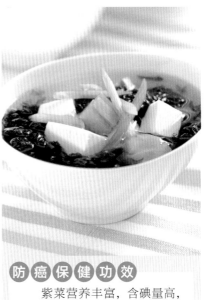

防 癌 保 健 功 效

　　紫菜营养丰富，含碘量高，所含的多糖具有增强细胞免疫和体液免疫功能，可促进淋巴细胞转化，提高人体免疫力。

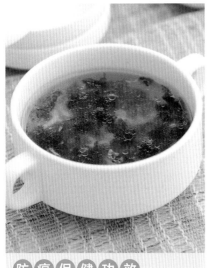

防 癌 保 健 功 效

　　银鱼富含钙，每日适量摄取钙能有效预防直肠癌。紫菜含牛磺酸，能祛毒并促进脂肪代谢；紫菜多糖则有降低癌细胞活性的作用。

紫菜银鱼汤

排毒抗癌＋代谢脂肪

■ 材料：

紫菜 100 克，银鱼 100 克，鸡蛋 50 克，姜末 5 克，清高汤或清水 600 毫升

■ 调味料：

盐和香油各 1 茶匙

■ 做法：

① 用清水将紫菜充分冲洗干净，沥干；银鱼略洗净后沥干。

② 清高汤煮沸，加入银鱼、紫菜、姜末，再用盐调味。

③ 加入打散的鸡蛋液，熄火后加入香油即可。

海带

防癌有效成分
海带多糖
褐藻胶、硒

食疗功效
补血乌发
降低胆固醇

- **别名：** 江白菜

- **性味：** 性寒，味甘

- **营养成分：**
  B 族维生素、钙、磷、碘、钾、硒、叶酸、膳食纤维等

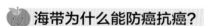

○ **适用者：** 心血管疾病患者　✗ **不适用者：** 脾胃虚寒者

🍎 海带为什么能防癌抗癌？

1. 海带所含的褐藻胶可协助人体吸附体内吸收的铅、铬等重金属及放射性元素，在肠道内形成凝胶状物质，帮助排除粪便的有害物质，预防便秘并降低癌症的发生概率。

2. 海带属碱性食物，多吃海带可防止血液酸化，有防癌功效。

3. 海带中的硒可清除自由基，调节人体功能，预防癌症。

😊 海带主要营养成分

1. 海带含丰富的碘，碘是合成甲状腺素的主要原料，可防治甲状腺肿大和白血病。

2. 海带所含的碘可刺激脑下垂体，帮助维持卵巢功能正常，避免内分泌失调，预防乳腺增生。

🦷 海带食疗效果

1. 吃海带有助于头发生长、润泽、乌黑及亮丽，因头发健康主要靠甲状腺素作用。

2. 海带内含的甘露醇属天然利尿剂，对消除水肿很有效。

3. 海带中的膳食纤维主要是以水溶性纤维为主，有助于降低胆固醇，在食物中加入海带，可减少脂肪在体内囤积。

☀ 海带食用方法

1. 如果使用的是干海带，应将海带表面冲洗一下放入蒸锅蒸约 30 分钟，之后放入清水浸泡一夜再用于烹调，这样口感才会爽脆。

2. 干海带表面有一层白霜，是海带中的甘露醇成分，具有排毒、消肿作用，勿以为是发霉变质。

3. 海带表面有一层黏液，不要过分清洗，以免营养物质流失。

4. 食用海带前，建议先用水浸泡 2~3 小时，中间至少换 1~2 次水。浸泡时间不要超过 6 小时，避免营养物质流失。

⚕ 海带饮食宜忌

1. 甲状腺功能异常者应谨慎食用。

2. 怀孕期和哺乳期女性不宜过量食用，因海带中的碘会经由血液循环，从胎盘或乳汁中进入胎儿或婴幼儿体内，进而造成婴幼儿甲状腺功能障碍。

凉拌海带

抑制脂肪堆积 + 清除自由基

■ **材料:**
海带 80 克,芹菜 20 克,红辣椒 2 个

■ **调味料:**
香油 1 小匙,酱油、醋各少许

■ **做法:**
① 将海带清洗干净,切成条。
② 将芹菜洗净切成段;红辣椒洗净切成细丝。
③ 将海带条放入沸水中烫过,取出后沥干,放凉。
④ 将所有调味料混匀,把海带条、芹菜段、红辣椒丝放入并拌匀,然后放入冰箱冰镇后即可。

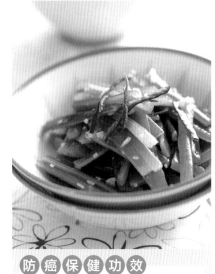

防 癌 保 健 功 效

　　海带为碱性食物,多食可防止血液酸化,进而达到防癌作用;海带也富含硒,可清除自由基,调节人体功能,预防癌症。

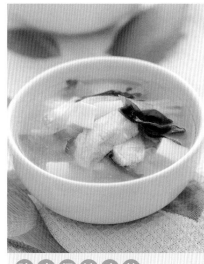

防 癌 保 健 功 效

　　白萝卜中的硫配糖体可抗癌;裙带菜的膳食纤维有助于排出致癌物;鲑鱼富含不饱和脂肪酸及精氨酸,可增强免疫力。

鲑鱼海带味噌汤

促进代谢 + 强化免疫力

■ **材料:**
鲑鱼 300 克,干裙带菜 20 克,豆腐 1 块,白萝卜 100 克

■ **调味料:**
柴鱼片 1 碗,味噌 3 大匙,盐、葱末各 1 大匙,清酒 2 大匙

■ **做法:**
① 将柴鱼片加 4 碗水,用大火煮沸后,转小火煮沸约 3 分钟,过滤取汤汁。
② 将所有材料洗净。干裙带菜泡软切小段备用;豆腐切丁;白萝卜切丝;鲑鱼切薄片。
③ 将步骤 2 材料放入步骤 1 材料中,大火煮沸后转小火煮 3 分钟。取少许汤汁加味噌调匀,倒回锅中;煮沸后,加清酒和盐调味,撒上葱末即可。

琼脂

防癌有效成分
多糖
膳食纤维

食疗功效
改善慢性便秘
排除体内毒素

- **别名：** 洋菜、琼胶

- **性味：** 性寒，味甘

- **营养成分：**
膳食纤维、钾、铁、钙、锌、镁、钠等

○ **适用者：** 心血管疾病患者、减重者　✗ **不适用者：** 体质虚寒者、甲状腺功能不佳者

琼脂为什么能防癌抗癌？

琼脂中的膳食纤维，具有高吸水性与包覆淀粉、油脂的能力，由于吸水后会膨胀，食用后会使人产生饱腹感，使排便顺畅，促使肠道有毒物质迅速排出体外，有助于预防大肠癌。

琼脂主要营养成分

琼脂含大量的膳食纤维，吸水性强，可包覆油脂与淀粉，避免身体过度吸收不需要的脂肪。

琼脂食疗效果

1 琼脂中丰富的寡糖类物质有利于协助身体有益菌的生长；含有多糖，可增强人体免疫力。

2 琼脂的膳食纤维易吸水、热量低，食用后可增加饱腹感，有助于控制体重。此外，所含膳食纤维遇水会膨胀，可延迟食物在消化道内的时间，具有抑制血糖上升的作用，也是营养师在指导糖尿病患者饮食时推荐的重要食材。

琼脂食用方法

1 食用琼脂，大多是在菜肴或溶液中加入琼脂粉，入菜或直接饮用，但因用途不同，也有不同的相关琼脂产品。

2 常见的琼脂产品还有条状的，可切成小段，做沙拉配料。

3 琼脂具有解郁、降火气的功效，可作为夏季消暑的甜点。

琼脂饮食宜忌

琼脂的吸水性强，食用琼脂时，需要增加水分摄取。

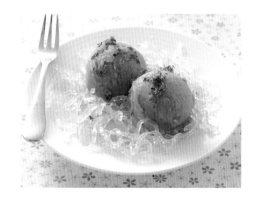

凉拌琼脂

吸收脂肪 + 清除宿便

■ **材料：**

琼脂 100 克，番石榴籽 40 克

■ **调味料：**

酸奶 2 大匙，蜂蜜适量

■ **做法：**

① 将番石榴籽与酸奶加入果汁机内，搅打均匀后备用。

② 把步骤①的备料和蜂蜜淋在泡软的琼脂上即可。

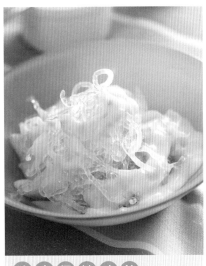

防 癌 保 健 功 效

琼脂所含膳食纤维能在肠道形成网状胶状物质，吸收肠道各种脂肪与毒素，帮助排除宿便，预防癌症。

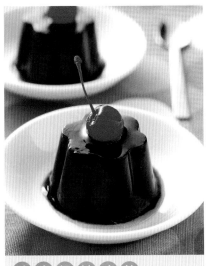

防 癌 保 健 功 效

琼脂主要成分为海藻胶，是膳食纤维丰富的食物之一，能帮助排便、预防便秘，相对也能降低直肠癌、结肠癌的发生率。

琼脂仙草冻

预防便秘 + 预防大肠癌

■ **材料：**

琼脂 10 克，仙草茎叶 50 克，水 2500 毫升

■ **调味料：**

蜂蜜 5 毫升，樱桃 1 颗

■ **做法：**

① 将琼脂洗净，切小段；仙草茎叶洗净。

② 把水和仙草茎叶放入汤锅中，用小火熬煮 2 小时。

③ 将步骤②的仙草茎叶过滤后，剩余汤汁再加入琼脂煮溶，待凉结块，最后淋上蜂蜜，摆放樱桃点缀。食用时混匀即可。

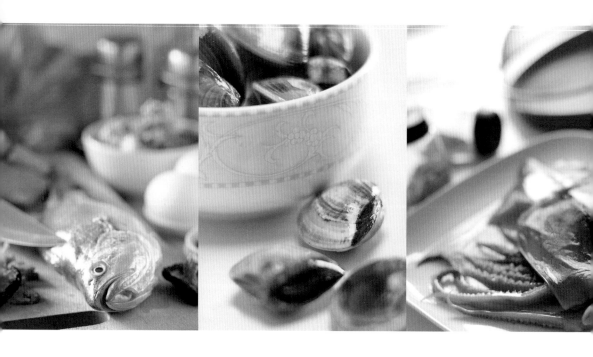

美味海鲜类

　　鱼类的肝油和体油中，含有陆地上动植物不具有的多元不饱和脂肪酸，其中最为人所知的是DHA，它是大脑必需的营养物质，对提高人的记忆力和思考力都十分重要。研究发现，鱼类所含DHA、EPA也具有抗癌的作用。

　　深海鱼类中的Omega-3脂肪酸、牛磺酸等物质的含量都比淡水鱼类要高。据研究，Omega-3脂肪酸对缓解脑血管痉挛、恶性偏头痛都有很好的作用，还能提高人体的免疫力。

提示 促进细胞增生，提升免疫力

鲍鱼

防癌有效成分
硒、锌
鲍灵素

食疗功效
养肝明目
调节血压

- **别名：** 鲍螺、紫鲍、明目鱼
- **性味：** 性凉，味咸
- **营养成分：**
  蛋白质、维生素 A、维生素 B_{12}、碘、钙、磷、硒、锌等

〇 适用者： 一般大众、糖尿病患者　　**✗ 不适用者：** 痛风患者、对海鲜过敏者

鲍鱼为什么能防癌抗癌？

1 鲍鱼含有硒元素，能清除体内自由基，避免癌细胞产生，对抗老化也有功效。硒也是部分有毒的重金属元素（如镉、铅）的拮抗剂，能提高人体免疫力，具有抗化学物质致癌的功效。

2 鲍鱼含有特殊的鲍灵素成分，有抑制癌细胞的功效。

鲍鱼主要营养成分

鲍鱼含有蛋白质、多种氨基酸、维生素 A、维生素 B_{12}，以及碘、钙、磷、硒、锌等矿物质。

鲍鱼食疗效果

1 鲍鱼含大量维生素 B_{12}，有维持红细胞正常发育的作用，并可维护神经组织、骨髓、胃肠道的正常功能，保证体内糖类、脂肪、蛋白质代谢正常，对视力保健也很有帮助。

2 鲍鱼的蛋白质含量高，且氨基酸含量也丰富，可以滋养身体，经常食用有壮阳之效。

3 鲍鱼内含维生素 A，可维持正常的视觉、上皮组织的功能，促进骨骼正常发育；若缺乏维生素 A，容易引起皮肤干燥症、毛囊角化症、夜盲症、干眼症及角膜软化症。

4 鲍鱼滋阴清热、养肝明目、益肾，可治阴虚、内热，属补而不燥的食材。

5 鲍鱼的外壳在中药上称为石决明，多用于治疗白内障、结膜炎等症状。又因鲍鱼有明目功效，故有"明目鱼"之称。

鲍鱼食用方法

鲍鱼可煎、煮、炒、烤、蒸、炖，还可煮粥；肉质好的鲍鱼生吃最佳，可做成鲍鱼片，或火烤来吃。一般鲍鱼多用于煲汤，也可用于红烧。

鲍鱼饮食宜忌

1 鲍鱼含钠较高，血压高的人不宜多吃。

2 鲍鱼肉质较硬，难消化，肠胃不好的人还是以喝汤为宜。

提示 调节免疫系统，抑制癌细胞生长

海参

防癌有效成分
黏多糖
海参皂苷

食疗功效
延缓老化
提升免疫力

● **别名**：刺参、海瓜、海鼠

● **性味**：性温，味咸

● **营养成分**：
维生素 B_1、维生素 B_2、烟酸、钙、磷、铁、黏多糖、胶原蛋白、硫酸软骨素、糖胺聚糖等

○ **适用者**：一般大众　　✗ **不适用者**：易腹泻者、感冒所引起的发热及咳嗽患者

海参为什么能防癌抗癌？

1 海参中的海参皂苷具有细胞毒性，可破坏细胞，抑制肿瘤细胞的生长和转移，提高人体免疫力并抗癌杀菌。

2 海参中的酸性黏多糖，具有抗肿瘤及消炎、消肿的功效；且黏多糖具抗凝血作用，对中老年人有降低血液黏度、预防动脉硬化、降低血清胆固醇、增强免疫力等功效。

海参主要营养成分

1 海参含有维生素 B_1、维生素 B_2、烟酸、钙、磷、铁、胶原蛋白、硫酸软骨素、糖胺聚糖等丰富的营养成分。

2 海参中特有的硫酸软骨素是一种蛋白多糖分子，对保持结缔组织水分及组织间物质交换具有重要的作用，可调节细胞生长、发育和增殖。

海参食疗效果

　　海参体壁中含丰富的胶原蛋白，可强化肌肤保水功能，保持肌肤的弹性与光泽，延缓老化。

海参选购和食用方法

1 选购海参以体大、肉厚、无泥沙者为佳；过分涨发的海参不宜选购，此种海参口感不佳，甚至难以入口。

2 泡发好的海参，煮食前最好用水反复冲泡、洗净，以免残留化学成分；海参若已产生咸味，肉质失去韧性，可用手稍用力捏，如开裂、破碎，就不要购买。

3 烹调海参前可以先放入加了酒、葱、姜的沸水中，氽烫去除腥味；海参不易入味，需烹调较长时间。

海参饮食宜忌

1 常排软便、急性肠炎患者不宜食用；感冒、咳嗽及气喘患者也不宜食用。

2 海参含丰富的蛋白质，若与富含鞣酸的柿子先后食用（10分钟内），会影响蛋白质的消化吸收，有时会造成腹痛、恶心及呕吐。

3 应避免一次食用过多的海参，因为皂苷食用量太多，人体会有不适的症状出现，如恶心、呕吐、嘴唇发麻等中毒症状。

笋片烩海参

抑制肿瘤生长 + 美颜润肤

■ **材料：**

海参 200 克，竹笋丝 50 克，葱 1 根，老姜 3 片，
枸杞子 5 克，干木耳 10 克

■ **调味料：**

香油 1 大匙，米酒 1 小匙，盐 1/4 小匙，
蚝油 1/2 小匙，高汤 3 大匙，水淀粉 1 小匙

■ **做法：**

① 把各材料洗净。海参切长条，沸水氽烫，捞
出；葱切段；干木耳用水泡软，切片。

② 将香油倒入锅中烧热，爆香葱段和姜片，加
海参条、竹笋丝、木耳片和枸杞子拌炒。

③ 倒入米酒、蚝油、盐和高汤焖煮 10 分钟，
加水淀粉勾芡即可。

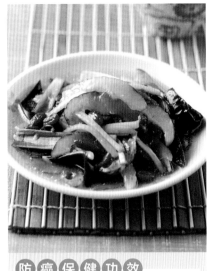

防癌保健功效

海参的体壁、内脏和腺体等
组织内含有大量的海参皂苷，能
抑制肿瘤细胞的生长与转移，起
到有效防癌、抗癌的作用。

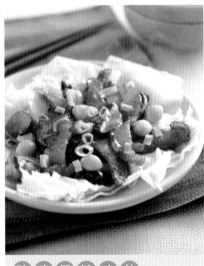

防癌保健功效

海参所含的脂肪酸，能减轻
体内炎症反应，并含有丰富的精
氨酸，对提升免疫力有帮助，并
能减少癌症发生。

蚝油海参

减轻炎症反应 + 提升免疫力

■ **材料：**

海参 150 克，干香菇 50 克，白果 10 克，圆白
菜 100 克，水 15 毫升，葱花 5 克

■ **调味料：**

橄榄油 5 毫升，蚝油 10 毫升，酱油 5 毫升

■ **做法：**

① 海参用水浸泡，切开，洗净，切块；白果用
水煮软；干香菇泡软，去蒂洗净，切成条状；
圆白菜洗净后用水氽烫，铺于盘底。

② 锅内加油烧热，将海参块、白果、香菇条翻
炒至熟。

③ 最后加上蚝油、酱油和水调匀，起锅铺于圆
白菜上，烧热，撒上葱花即可。

海蜇

防癌有效成分
海蜇素
维生素 E

食疗功效
清胃润肠
化痰平喘

- **别名**：白皮子、水母、海蜇皮
- **性味**：性平，味咸
- **营养成分**：
蛋白质、糖类、钙、磷、铁、钾、维生素 A、B 族维生素、胶原蛋白等

○ **适用者**：一般大众、减重者、皮肤干燥者　✗ **不适用者**：肾脏病患者

海蜇为什么能防癌抗癌?

1 海蜇中的维生素 E 属脂溶性抗氧化营养成分，具有清除自由基的能力，可与脂质共存，保护细胞膜上的不饱和脂肪，负责细胞膜的抗氧化作用。体内承受氧化压力的组织和细胞，如红细胞、肌肉等，都需要维生素 E 的保护，以免组织受伤而影响生理功能。

2 有研究结果显示，海蜇中的海蜇素具有抗病毒的作用，也具有预防癌症的功效。

3 海蜇可清热化痰，常吃可保护气管、清除肺部积尘，并有预防肿瘤之效。

海蜇主要营养成分

1 海蜇含有蛋白质、糖类、钙、磷、铁、钾、锌、碘、维生素 A、B 族维生素、胶原蛋白等营养成分。

2 海蜇中的胶原蛋白含量极高，营养价值高，单位热量较低，是一种低脂、低胆固醇、低热量的食物，可清胃润肠，也适合控制体重的人食用。

海蜇食疗效果

海蜇含有丰富的胶原蛋白，可改善粗糙、没有光泽的皮肤状况，促进皮肤再生与正常新陈代谢，并延缓皮肤老化与松弛，还能补充细胞间的物质，增强细胞支撑结构，具有抗老化功效。

海蜇选购和食用方法

1 购买海蜇时，应挑选大片平整、色泽淡白或稍有黄色、无杂色黑斑、肉厚有韧性者。如形状不整、颜色深浅不匀、肉质层破损，或有异味，则可能已腐烂变质，切勿食用。

2 若海蜇在清洗时泥沙不易洗净，可将海蜇切丝，放进较浓的盐水中，用手搓洗一下，捞出后再另换盐水搓洗，连续3～5次，即可洗净泥沙。

3 海蜇凉拌、热炒皆宜。

海蜇饮食宜忌

海蜇中钠、钾含量偏高，慢性肾脏病、高血压及心脏病患者，应适量摄取。

凉拌海蜇皮

保护血管 + 预防消化道癌

■ **材料:**

泡发海蜇皮 140 克, 面筋丁 50 克, 辣椒 1 个 (切末), 胡萝卜丝 50 克, 香菜 2 克

■ **调味料:**

盐 1/2 小匙, 糖 1 小匙, 香油 2 小匙

■ **做法:**

① 煮一锅水, 加入少许白醋, 放入已泡发的海蜇皮汆烫, 捞出, 放入冰水冰镇备用。

② 将冰镇后的海蜇皮放入碗中, 加入调味料及所有食材拌匀即可。

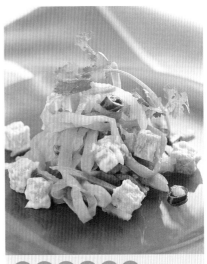

防 癌 保 健 功 效

　　海蜇皮富含胶质, 其中所含的甘露多糖胶质, 除对防治消化道癌有帮助外, 对动脉粥样硬化及心血管疾病也有一定的疗效。

海蜇皮拌鸡肉

降低血压 + 抑菌抗病毒

■ **材料:**

鸡肉 60 克, 干海蜇皮 60 克, 小黄瓜 60 克, 大蒜末 10 克, 辣椒片 3 克

■ **调味料:**

白醋、盐、香油各 5 克

■ **做法:**

① 将海蜇皮撕去筋皮, 洗净泡水, 切丝后以沸水汆烫, 捞起沥干备用。

② 将鸡肉洗净, 以沸水汆烫捞起, 待凉后剥成丝; 小黄瓜洗净, 切丝备用。

③ 将海蜇皮丝、鸡肉丝、小黄瓜丝、辣椒片、大蒜末混合, 加入调味料拌匀即可食用。

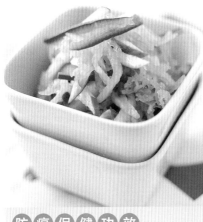

防 癌 保 健 功 效

　　海蜇皮营养价值高, 含有人体需要的多种营养, 如一种类似乙酰胆碱的物质, 能抑制癌细胞生长, 也能扩张血管, 降低血压。

乌贼

防癌有效成分
牛磺酸
锌、维生素 A

食疗功效
降血压
促进儿童发育

● **别名**：墨鱼、花枝

● **性味**：性平，味咸

● **营养成分**：
蛋白质、维生素 A、维生素 B₁、维生素 B₂、锌、钙、磷、铁等

○ **适用者**：一般大众、女性　✗ **不适用者**：痛风患者、过敏体质者

乌贼为什么能防癌抗癌？

乌贼含有的锌元素，在免疫系统中扮演着很重要的角色，锌是 T 淋巴细胞分化与增殖时所必需的元素。研究指出，当缺乏锌时，胸腺分泌激素的功能会下降，从而影响 T 淋巴细胞的数目，同时免疫功能也会出现问题。锌具有抗氧化作用，可增强人体免疫力、防癌、抗老。

乌贼主要营养成分

1 乌贼含有蛋白质、维生素 A、维生素 B₁、维生素 B₂、锌、钙、磷、铁等营养成分。

2 乌贼的脂肪含量低，但胆固醇含量较高，每 100 克乌贼中含有 200 多毫克的胆固醇。

乌贼食疗效果

1 乌贼中间的骨头，作为中药材时被称为海螵蛸，可内服，主要针对胃病、吐血、便血、女性血崩等症状。

2 乌贼是女性理想的保健食品。李时珍称乌贼为"血分药"，主要用于治疗女

性贫血、血虚经闭。在女性一生各个时期，食用乌贼都有养生的功效。

3 乌贼中所含的牛磺酸，具有抑制神经传导的作用，可维持神经细胞膜稳定性，防止脑细胞过度兴奋，有效保护大脑和心脏。

4 牛磺酸还可协助人体调整钾、钠、钙、镁进出细胞，帮助大脑传递信息，有助于提高大脑的运作能力。因为在胆囊、眼睛、血管中都具有抗氧化和解毒作用，所以还有护肝、利胆、改善视力的功能。

5 乌贼中的锌有助于人体内的糖类、蛋白质、脂肪、核酸与维生素的代谢。锌元素多与生长发育及细胞分裂有关。

乌贼食用方法

挑选生乌贼时，最好选择表皮上有小斑点、眼睛黑色清澈、外表呈深红褐色的乌贼。

乌贼饮食宜忌

痛风患者、过敏体质者必须谨慎食用乌贼。

西红柿煮乌贼

预防肝癌＋降低胆固醇

■ 材料：

乌贼 100 克，洋葱 10 克，西红柿 30 克，红辣椒 10 克

■ 调味料：

西红柿酱 1 大匙，盐 2 小匙，橄榄油 2 大匙

■ 做法：

① 将乌贼洗净，剥去外皮，于内侧斜切菱形刀纹备用；将洋葱、西红柿、红辣椒洗净，切小丁。

② 用橄榄油热锅，放入洋葱丁、红辣椒丁爆香，再加入西红柿丁、半杯水与调味料。

③ 待西红柿煮成糜状，放入乌贼，用小火焖煮 2 分钟即可。

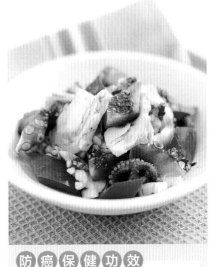

防 癌 保 健 功 效

乌贼富含牛磺酸，具有降血压与降胆固醇的作用，能够预防心血管疾病、肝癌等。

鲜味乌贼羹

强化肝脏＋健脑益智

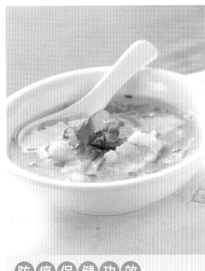

防 癌 保 健 功 效

乌贼富含 EPA、DHA，能减少血管壁内所累积的胆固醇，并补充脑力，延缓老化，强化肝脏功能，预防癌症。

■ 材料：

乌贼块 100 克，木耳片 30 克，笋片 40 克，胡萝卜丝 30 克，辣椒 5 克，洋葱片 15 克，葱段 10 克，姜丝 5 克（所有材料均洗净）

■ 调味料：

胡椒、香油各少许，米酒、盐各 1 克，糖 10 克，柴鱼粉、大蒜酥各 2 克，橄榄油、陈醋、酱油、白醋各 5 毫升，香菜适量

■ 做法：

① 将乌贼块汆烫；笋片汆烫；辣椒切斜片。

② 热油锅，爆葱段、姜丝后，加入洋葱片、笋片、胡萝卜丝、辣椒片、木耳片略炒，再加所有调味料炒匀。放入乌贼块拌炒，加少许水，最后勾芡即可，可依个人喜好撒上香菜。

鱿鱼

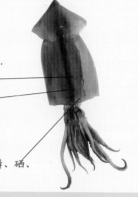

防癌有效成分
维生素E、硒

食疗功效
改善贫血症状
促进骨骼发育

- ● **别名：** 柔鱼、枪乌贼
- ● **性味：** 性寒，味酸
- ● **营养成分：**
  EPA、牛磺酸、DHA、蛋白质、钙、磷、硒、维生素 B_6、维生素 B_{12}、维生素 E 等

○ **适用者：** 一般大众、贫血患者　✗ **不适用者：** 肠胃功能不佳者、皮肤易过敏者

🍎 鱿鱼为什么能防癌抗癌？

鱿鱼中含微量矿物质——硒，硒具有很强的抗氧化作用。摄取适量的硒，可用来预防动脉硬化、心脏病、心肌梗死和脑血栓等疾病，并可提高人体抗癌能力。

鱿鱼主要营养成分

鱿鱼含有 EPA、牛磺酸、DHA、蛋白质、钙、磷、硒、维生素 B_6、维生素 B_{12}、维生素 E 等营养成分。

鱿鱼食疗效果

1 鱿鱼中的不饱和脂肪酸——EPA，具有让血液不容易凝集的功效，在预防因血液凝集所造成的动脉硬化或心肌梗死等疾病方面具有明显效果；EPA 具有清理血管、降低血脂的能力，故有"血管清道夫"之称。

2 鱿鱼所含的 DHA 可促进视网膜细胞发育，进而刺激感光细胞成熟，使信息快速传递到大脑，提升视觉能力。适量补充 DHA 有助于活化脑细胞，充分提高记忆力及学习能力。由于 DHA

可抑制炎症前体物质的形成，故具有消炎作用。

3 鱿鱼中的钙有助于牙齿及骨骼的健康。

4 可改善贫血症状，适合骨质疏松症患者或贫血的人食用。

5 鱿鱼含有人体所需氨基酸，对肝脏具有解毒作用，身体感到疲倦时可以适量食用鱿鱼。

鱿鱼食用方法

1 鱿鱼食用方法众多，可做羹汤、氽烫后蘸酱食用、烧烤、制成零食等。

2 鱿鱼中的钠含量很高，为防止血压上升，最好以较清淡的方式烹调。

鱿鱼饮食宜忌

1 鱿鱼中含有诱发皮肤过敏的物质，不适合过敏体质的人食用。

2 肠胃消化不佳、动脉硬化、高血脂、高胆固醇者，不宜食用过量。

3 生鱿鱼中所含的多肽成分容易影响胃肠蠕动，最好煮熟后再食用。

五味鱿鱼

清除胆固醇＋预防癌症

■ **材料：**

鱿鱼 200 克，辣椒 1/2 个，大蒜 5 瓣，葱 1 根，姜 2 片

■ **调味料：**

色拉油、陈醋、糖各 1 小匙，西红柿酱 4 小匙，白醋、米酒各 1/2 小匙

■ **做法：**

① 将鱿鱼洗净，切花刀，用沸水汆烫至卷起状后捞出，盛盘。

② 将大蒜、姜、葱、辣椒洗净后均切末，和陈醋、糖、西红柿酱拌匀，作为酱汁。

③ 热油锅，加入酱汁、白醋、米酒炒匀，然后淋在鱿鱼卷上即可，可依个人喜好以香菜点缀。

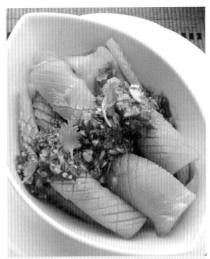

防 癌 保 健 功 效

　　鱿鱼的脂肪含量低，且富含不饱和脂肪酸——DHA、EPA，可以减少血管内壁胆固醇的囤积，并能预防癌症。

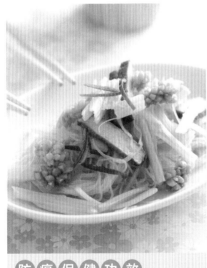

防 癌 保 健 功 效

　　鱿鱼含高量牛磺酸，能增强吞噬细胞的杀伤力，消灭体内癌细胞；芹菜的木质素能中和自由基，减少癌细胞的产生。

什锦炒米粉

强化细胞＋中和自由基

■ **材料：**

鱿鱼条 100 克，芹菜段、豆干片各 40 克，干米粉 80 克，红辣椒 1/2 个

■ **调味料：**

素蚝油 1 小匙，盐少许，香油 1/2 小匙，胡椒粉少许

■ **做法：**

① 将所有材料洗净。鱿鱼条汆烫；红辣椒切丝备用。

② 将干米粉泡水后沥干备用。

③ 将豆干片炒香，再加入所有食材及调味料拌炒均匀即可。

提示 降低胆固醇，延缓细胞老化

蛤蜊

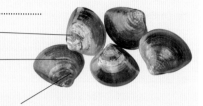

防癌有效成分
维生素 E
蛤素、硒

食疗功效
清热保肝
预防贫血

● **别名**：文蛤、花蛤

● **性味**：性寒，味咸

● **营养成分**：
维生素 B_{12}、维生素 E、钙、磷、铁、
镁、钾、铜、蛋白质、牛磺酸等

○ **适用者**：一般大众　✗ **不适用者**：经期或产后女性、易腹泻者、痛风患者

🍎 蛤蜊为什么能防癌抗癌？

1 蛤蜊里的牛磺酸有助于胆固醇代谢，能有效降低人体血液中的胆固醇，同时还可预防动脉硬化等疾病，对视力有保护作用，经常摄取牛磺酸，对肝脏的保健有帮助，并可提升免疫力，预防肝癌。

2 蛤蜊中的维生素 E，有助于预防阿尔茨海默病，延缓细胞老化，提升免疫力，达到抗癌功效。

😊 蛤蜊主要营养成分

1 100 克的蛤蜊，含钙量约有 130 毫克，这在海鲜食材中，算是含量很高的。

2 蛤蜊含维生素 B_{12}、维生素 E、钙、磷、铁、镁、钾、铜、蛋白质、牛磺酸等。

🐘 蛤蜊食疗效果

1 蛤蜊壳是一味中药材，称黛蛤粉，常用来治疗咳嗽，但只限于痰液呈黄色、痰中带血的咳嗽；胃溃疡患者则可用蛤蜊壳粉来中和胃酸，体质偏寒的人就不适用此方。

2 传统医学认为，蛤蜊性寒，味咸，有滋阴生津、清热化痰、润养五脏等作用，主治肝肾阴虚、烦热盗汗、口渴多饮、干咳等症。

3 蛤蜊中的维生素 B_{12} 含量也很丰富。维生素 B_{12} 是红细胞生长不可或缺的维生素，对维持神经组织代谢具有重要功效；维生素 B_{12} 可保护脑细胞，有助于提高注意力及记忆力。

☀ 蛤蜊食用方法

新鲜的蛤蜊有其特殊鲜味，是低油盐的好食材。在高汤中加入少许蛤蜊，即可取代盐；炒菜、凉拌菜中加入蛤蜊，调味料也可少用一点。

➕ 蛤蜊饮食宜忌

1 蛤蜊属海鲜类，容易腐败变质而产生毒素，烹煮前需仔细挑选并洗净，烹煮时也需加热完全，以避免食物中毒。

2 蛤蜊嘌呤含量高，痛风患者不宜食用。

提示 维持肝功能正常，有助于预防肝癌

蚬

| **防癌有效成分** |
| 胆碱、肌醇 |

| **食疗功效** |
| 消除疲劳 |
| 解毒消肿 |

- 别名：蚬仔、蜊仔

- 性味：性寒，味咸

- 营养成分：
  蛋白质、糖类、钙、磷、铁，维生素 A、维生素 B_2 等

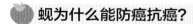

○ **适用者：**一般大众　✗ **不适用者：**痛风患者、尿酸过高者、高血压患者

🍎 蚬为什么能防癌抗癌？

蚬中的胆碱是传导神经冲动、调节胆囊、维持肝功能及形成卵磷脂的重要营养成分，可清除肝脏过多的脂肪、协助合成激素，是脂肪与胆固醇代谢所必需的物质，并可有效提高肝脏功能，帮助人体排出毒素，适量的胆碱可有效预防肝硬化与肝癌。

蚬的主要营养成分

1 蚬含有的亚麻酸是人体必需脂肪酸之一，可以提高机体的免疫力，增强抗病能力。

2 蚬含有丰富的蛋白质，以及钙、磷、铁、维生素 A、维生素 B_2 等营养成分。

蚬的食疗效果

1 蚬中的牛磺酸，可增进食欲，协助肝脏分泌胆汁，提高小肠对食物的消化吸收能力。

2 蚬的蛋白质属人体所需的理想蛋白质，被人体消化吸收率大于 90%，蚬的蛋白质可充分被人体利用。

3 蚬含有 γ- 亚麻酸，可在体内转化为

EPA 及 DHA，维持血液中甘油三酯及胆固醇含量的稳定，调节血压，保护神经鞘，并帮助身体控制炎症反应，对脑部、视网膜、中枢神经系统的保健都十分重要。

4 蚬中的肌醇有助于预防动脉硬化，可与胆碱结合，进而降低血液中的胆固醇含量；肌醇对脂肪、胆固醇代谢都很重要，可清除肝脏的脂肪，并供给脑细胞营养。

蚬的选购和食用方法

1 挑选蚬时，最好选择蚬壳色泽橙黄、没有脱皮现象的，将蚬与蚬敲碰时，若声音空洞或已开口，说明新鲜度不佳或是死蚬，切勿选购。为避免影响菜肴口感，食用前可浸泡于水中，使蚬吐沙。

2 蚬多以蒸煮或凉拌方式食用，目前市售多种蚬类营养品，若要服用前，最好先询问医师或营养师。

蚬的饮食宜忌

蚬类的味道偏咸，钠离子含量高，高血压患者不宜经常食用。

207

鲭鱼

防癌有效成分
维生素 D
Omega-3 脂肪酸

食疗功效
保健视力
稳定神经

● **别名**：青花鱼、油桐鱼、花飞鱼

● **性味**：性平，味甘

● **营养成分**：
蛋白质、B 族维生素、维生素 D、钙、铁、磷、钠、钾等

○ **适用者**：一般大众　✗ **不适用者**：过敏体质者、痛风患者

🍎 鲭鱼为什么能防癌抗癌？

1 鲭鱼中的 Omega-3 脂肪酸，属多元不饱和脂肪酸，可减缓癌细胞生长，内含 EPA 及 DHA。EPA 可改善抑郁症症状，影响脑神经传导作用，对神经系统有益，还可促进血清素分泌，增强心血管功能。

2 鲭鱼富含维生素 D，对强健骨骼很重要，据研究，维生素 D 摄取不足的男性罹患心脏病的风险极高；适量摄取维生素 D，可以预防乳腺癌、卵巢癌、前列腺癌、胃癌、膀胱癌、食管癌、肾癌和肺癌等。

😊 鲭鱼主要营养成分

1 鲭鱼含有蛋白质、B 族维生素、维生素 D、钙、铁、磷、钠、钾等营养成分。

2 在鱼类中，鲭鱼的 DHA 含量相当丰富，DHA 具有降低胆固醇和血脂等功能。

🐟 鲭鱼食疗效果

1 鱼油中富含 Omega-3 脂肪酸，可平衡 Omega-6 脂肪酸摄取过量，以减少人体发炎症状。

2 鲭鱼含丰富的 B 族维生素。被称为"鼓舞士气"的维生素 B_1 对维护神经组织及精神状态十分有帮助；有"美容维生素"之称的维生素 B_2 具有保护皮肤及黏膜的功效，能促进肌肤、指甲、头发的生长。

3 维生素 B_6 可改善经期贫血及经前期综合征等症状，同时可强化免疫力，改善皮肤过敏症状。维生素 B_{12} 与叶酸配合时，可促进红细胞生长，对提高神经组织代谢也有重要功效，更有助于增强注意力及记忆力。

☀ 鲭鱼食用方法

处理鲭鱼最好使用蒸煮方式，以免 Omega-3 脂肪酸流失。

⚕ 鲭鱼饮食宜忌

鲭鱼属于高嘌呤食物，痛风患者在发作期最好不要食用，平时也应该注意摄取量。

冬瓜海鲜汤

护眼明目 + 抑制肝癌

■ **材料：**

冬瓜 100 克，海参 50 克，虾仁 25 克，胡萝卜 30 克，鲭鱼片 50 克，姜 2 片，葱花 5 克

■ **调味料：**

橄榄油、盐各 1/2 小匙

■ **做法：**

① 把材料洗净，冬瓜、胡萝卜、海参切块；鲭鱼切斜块。

② 起锅爆香姜片，加水煮沸放入冬瓜块，约煮 10 分钟。

③ 加海参块、胡萝卜块、虾仁和鲭鱼片，续煮 10 分钟，最后加盐调匀，撒上葱花即可。

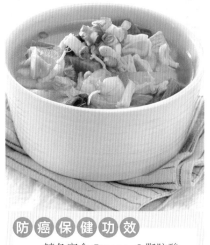

防癌保健功效

　　鲭鱼富含 Omega-3 脂肪酸，有助于降低老年性黄斑病变（视力退化甚至失明的原因）罹患率，并可预防或抑制肝癌细胞的生长。

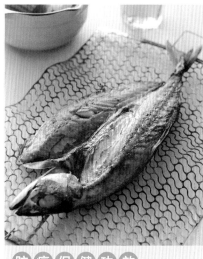

防癌保健功效

　　根据研究，鲭鱼等红肉鱼类富含 Omega-3 脂肪酸，有助于减缓前列腺癌恶化。柠檬汁中的维生素 C 具有抗氧化能力，能减少癌症的发生。

香烤鲭鱼

减缓前列腺癌恶化 + 抗氧化

■ **材料：**

鲭鱼 1/2 条

■ **调味料：**

柠檬汁 2 小匙，胡椒盐 2 小匙，米酒 1 小匙

■ **做法：**

① 把鲭鱼剖开成两半，洗净，撒上胡椒盐，腌 1 天。

② 在鲭鱼表面抹米酒，放至通风处风干 2 小时。

③ 烤箱预热至 240℃，鱼肚朝上摆放，烤 15 分钟，取出淋上柠檬汁即可。

金枪鱼

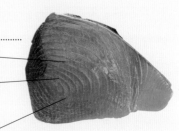

防癌有效成分
DHA、EPA
维生素 E

食疗功效
抗衰老
预防动脉硬化

● **别名**：鲔鱼、吞拿鱼

● **性味**：性温，味甘

● **营养成分**：
蛋白质、DHA、EPA、维生素 A、B 族维生素、
维生素 E，钾、镁、核酸等

○ **适用者**：一般大众　✕ **不适用者**：怀孕女性、哺乳期女性

金枪鱼为什么能防癌抗癌？

金枪鱼肉中的 Omega-3 脂肪酸可促进血液流通，预防动脉硬化，增加良性胆固醇和减少中性脂肪，并有活化脑细胞、降低胆固醇及促进视网膜成熟的功效。还可在细胞代谢过程中，缓解身体发炎的症状，抑制癌细胞移转。

金枪鱼主要营养成分

金枪鱼含有丰富的蛋白质、DHA、EPA、维生素 A、B 族维生素、维生素 E，钾、镁、核酸等营养成分。

金枪鱼食疗效果

1 金枪鱼中的硒具有预防动脉硬化及抗衰老的功效。

2 金枪鱼中的镁可调节体内糖类和脂质代谢、细胞内渗透压，平衡酸碱值，稳定血压，还可有效降低罹患 2 型糖尿病的风险。

3 金枪鱼肉中含有丰富的核酸，可维持细胞良好的再生繁殖作用，补充核酸可活化脑细胞，延缓衰老。

4 金枪鱼含丰富的钾，在与钠取得平衡后，可保持身体内水分，维持细胞内外液体平衡。

5 金枪鱼中含丰富的维生素 E，可有效清除细胞代谢过程中产生的自由基，防止细胞膜上的多元不饱和脂肪酸被氧化。

6 金枪鱼中含有的维生素 E 与硒相互配合，可维持细胞的正常功能，提高人体的免疫力。

金枪鱼食用方法

金枪鱼的脂肪含量较多，容易氧化，因此在选购金枪鱼时，若鱼肉变为黄褐色或黑褐色时，即表示已不新鲜。

金枪鱼饮食宜忌

1 葡萄中的鞣酸遇到含丰富蛋白质的金枪鱼时，容易产生化学作用，影响身体对蛋白质的吸收，故不宜一同食用。

2 金枪鱼应趁新鲜时食用完毕，否则容易引起过敏。

金枪鱼沙拉

预防血栓 + 延缓老化

■ 材料：

金枪鱼罐头60克，泡发木耳10克，西芹、洋葱、红甜椒各50克

■ 调味料：

沙拉酱20克

■ 做法：

① 从罐头中倒出金枪鱼并切碎；将西芹洗净，去叶，除老梗，斜切成薄片；将泡发木耳洗净，氽烫后切细丝；将洋葱和红甜椒洗净，切丝。

② 将步骤①材料和沙拉酱搅拌均匀即可。

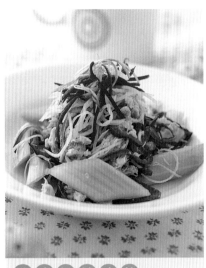

防 癌 保 健 功 效

金枪鱼含大量维生素 A、维生素 B_6 和维生素 E，对于保护肌肤、减缓更年期不适、提高免疫力、抑制癌症发生都有一定的功效。

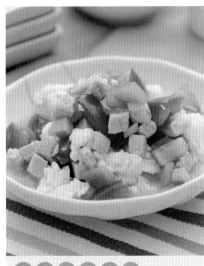

防 癌 保 健 功 效

金枪鱼含 Omega-3 脂肪酸及 DHA、EPA 等身体无法自行合成的脂肪酸，可延缓肿瘤细胞生长或抑制致癌物质生成，DHA 有强化免疫力效果。

金枪鱼炒蛋

抑制癌细胞 + 增强免疫力

■ 材料：

金枪鱼丁 100 克，鸡蛋 300 克，西红柿 30 克，青椒 15 克

■ 调味料：

盐 1 小匙，胡椒粉少许

■ 做法：

① 将金枪鱼丁沥干水分；青椒和西红柿洗净后，切丁备用。

② 把鸡蛋打散，加盐和胡椒粉调味后，将金枪鱼丁、青椒丁、西红柿丁和鸡蛋液拌匀。

③ 将步骤②材料放入锅中，大火快炒至熟即可。

鲈鱼

防癌有效成分
维生素 A、铜

食疗功效
降低胆固醇
加速伤口复原

- **别名：** 媳妇鱼
- **性味：** 性平，味甘
- **营养成分：**
  蛋白质，维生素 A、B 族维生素、维生素 D，铁、钾、钠、磷等

○ **适用者：** 一般大众　✗ **不适用者：** 皮肤病患者

鲈鱼为什么能防癌抗癌？

1 鲈鱼中的维生素 D，不仅可帮助钙吸收，强化牙齿及骨骼，还可增强身体免疫系统功能，达到防癌功效。

2 鲈鱼富含的维生素 A 具抗氧化作用，能中和有害的自由基，有助于增加对疾病的抵抗力、预防感冒及抗癌，并可促进牙齿及骨骼的生长及发育。

3 鲈鱼中含铜元素，可帮助维持神经系统正常运作。铜同时存在于红细胞内外，可帮助铁传递蛋白质，在血红蛋白形成过程中扮演催化的重要角色，同时铜可强化维生素 E 的抗氧化功能。

鲈鱼主要营养成分

　　鲈鱼含有蛋白质、维生素 A、B 族维生素、维生素 D、铁、钾、钠、磷等营养成分。

鲈鱼食疗效果

1 鲈鱼含丰富的维生素 A，可保护视力，使眼睛能正常感受光线的变化；还可调节皮肤上皮组织生长，保持皮肤光滑、细嫩。

2 鲈鱼与花椰菜一起食用，可强化牙齿与骨骼，增进食欲，缓解精神压力。

3 鲈鱼可与木耳一同烹煮，不仅能补充体力，还能帮助强化肌肤功能；若与小白菜同煮，则可加速人体的新陈代谢并增强身体的造血功能。

4 传统医学认为，鲈鱼性平，味甘，具有强健脾胃、补肝肾的功效，还可利水。对身体虚弱的人来说，鱼肉比较容易消化吸收，胃口不好的人吃鲈鱼，有开胃之效。

鲈鱼食用方法

　　鲈鱼吃法众多，可蒸、炸、煎、煮汤，一般多用清蒸、煮汤两种，也可一鱼多吃，或做生鱼片、鱼肉涮锅等。

鲈鱼饮食宜忌

1 鲈鱼与奶酪一起食用容易导致消化不良，引发腹痛。

2 鲈鱼若与猪肝一起食用，会降低猪肝的营养价值，并易造成腹痛、腹泻。

3 手术过后的患者，不要马上用鲈鱼进补，以免伤口愈合过快，产生肉芽肿。

木瓜鲈鱼汤

健脾开胃 + 预防肠癌

■ **材料：**

木瓜 450 克，鲈鱼 500 克，姜 4 片，火腿 100 克

■ **调味料：**

盐少许，食用油适量

■ **做法：**

① 将鲈鱼去内脏后洗净并下油锅，加入姜片，将鲈鱼煎至金黄色后起锅。

② 将木瓜去皮、去籽，洗净，切块状；火腿洗净，切片状，下油锅后加姜片爆炒 5 分钟起锅。

③ 加 2000 毫升水入锅煮沸后，再加木瓜块、鲈鱼和火腿片，煮沸后用小火炖 2 小时，加盐调味即可。

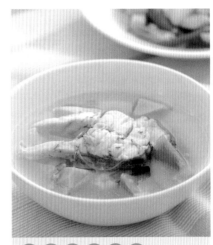

防 癌 保 健 功 效

　　鲈鱼烹调后可释出短链氨基酸，对创伤复原有帮助，为术后营养补充圣品；木瓜富含木瓜蛋白酶，可促进肠道蠕动，预防肠癌。

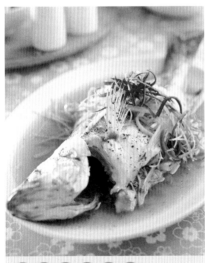

防 癌 保 健 功 效

　　鲈鱼中含维生素 A，有助于增强对疾病的抵抗力及抗癌。鲈鱼还含有微量元素——铜，据研究，子宫颈癌与体内缺乏微量元素——铜有关。

清蒸鲈鱼

预防子宫颈癌 + 增强抵抗力

■ **材料：**

鲈鱼 1 小条，姜 2 片，葱 1 根，红辣椒 1 个

■ **调味料：**

米酒 2 小匙，盐 1 小匙，酱油 2 小匙

■ **做法：**

① 将鲈鱼洗净，用盐和米酒腌 5 分钟。

② 将姜、葱、红辣椒洗净切丝。

③ 鲈鱼上铺放姜丝，淋上酱油，放入电饭锅中，蒸熟。

④ 待鲈鱼蒸熟后取出，撒上葱丝及辣椒丝即可。

鳗鱼

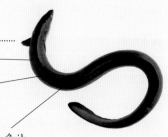

防癌有效成分
维生素 A
维生素 E

食疗功效
强化血管
预防心血管病

- **别名：** 鳗鲡、白鳝
- **性味：** 性平，味甘
- **营养成分：**
  维生素 B_1、维生素 B_{12}、烟酸、铁、鱼油、胶原蛋白等

○ **适用者：** 一般大众　✗ **不适用者：** 系统性红斑狼疮患者

🍎 鳗鱼为什么能防癌抗癌？

鳗鱼含丰富的维生素 A，具有使黏液正常分泌的功能，可保护上皮细胞，维持皮肤、黏膜、角膜等正常运作，强化人体第一道疾病防御线，增强人体免疫力，达到预防癌症的目的。

🌼 鳗鱼主要营养成分

1 鳗鱼中的维生素 A 含量极为丰富，在维持视力、促进身体发育、提升身体免疫功能等方面起着至关重要的作用。

2 鳗鱼的维生素 A、维生素 E 含量皆较一般鱼类高。

🐨 鳗鱼食疗效果

1 鳗鱼肉中含大量胶原蛋白，增加皮肤弹性，可减少肌肤皱纹。

2 鳗鱼鱼油中的 DHA，可以增强神经细胞的传递与讯息接收能力，可活化脑细胞，提高记忆力。

3 鳗鱼鱼油中的 EPA，对脑卒中、心肌梗死等血管疾病具预防功效。

4 鳗鱼中的维生素 E 为强力抗氧化剂，

能供给体内氧气，减轻疲劳。老年人、血脂异常者、饮食中富含多元不饱和油脂的人、更年期女性或有心血管疾病倾向者，都应注意维生素 E 的补充。

5 鳗鱼中的蛋白质、维生素 B_2 及钙可促进骨骼和牙齿生长。丰富的维生素 A 对视力也有很好的保健功效，可增强视网膜感光力，避免因缺乏维生素 A 所引起的视觉障碍。

☀ 鳗鱼食用方法

鳗鱼多以炖煮方式食用，搭配中药材，如枸杞子，可滋补身体。还可制成鱼丸、鱼干、鳗鱼罐头、蒲烧鳗鱼片等。鳗鱼肝可提炼鱼肝油。

🍽 鳗鱼饮食宜忌

1 鳗鱼较难消化，容易腹泻或大病初愈等身体太虚弱的人不宜多食。

2 鳗鱼血中含有血清毒，具溶血作用，不可生吃，以免引起过敏、中毒的现象。

3 鳗鱼胆固醇含量偏高，最好能与富含粗纤维的绿色蔬菜一起食用，通过蔬菜纤维将胆固醇排出。

咖喱酥鳗

预防癌症＋补充元气

■ 材料：

鳗鱼 600 克，葱末、姜末适量，中筋面粉、淀粉各 30 克

■ 调味料：

咖喱粉 7 克，五香粉 1 克，味酥、酒糟各 1/2 匙，盐 1 小匙，食用油适量

■ 做法：

① 将鳗鱼洗净，切成 3 厘米的长块。

② 将葱、姜末和调味料加入鳗鱼中，拌匀腌 15 分钟备用。

③ 将淀粉和面粉拌匀后沾在鳗鱼表面，入油锅炸 3 分钟捞起沥油，稍冷却后，再炸 1 分钟即可。

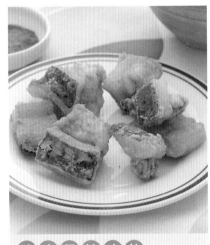

防癌保健功效

鳗鱼富含 Omega-3 脂肪酸，可降低血脂，减少血管壁自由基与过氧化物的生成，预防癌症；所含铁能改善贫血症状，强化身体免疫力。

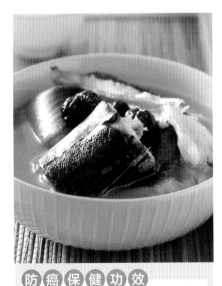

防癌保健功效

鳗鱼除含可以降低胆固醇、预防血管疾病的 EPA 及 DHA 外，还含有丰富的维生素 A，能增强细胞功能，抑制致癌物质生成。

黄芪炖鳗鱼

强化细胞功能＋预防心血管疾病

■ 材料：

鳗鱼 600 克，当归 10 克，生黄芪 20 克，红枣 3 克

■ 调味料：

米酒 7 毫升，盐 5 克

■ 做法：

① 将所有材料洗净，鳗鱼切段。

② 将鳗鱼段、药材、米酒和水放入电饭锅中，炖煮 40 ～ 50 分钟至鳗鱼熟烂。

③ 加盐调味即可。

鲑鱼

防癌有效成分
Omega-3 脂肪酸
维生素 A、维生素 E

食疗功效
降低血脂
延缓老化

● **别名：** 三文鱼、大马哈鱼

● **性味：** 性温，味甘

● **营养成分：**
Omega-3 脂肪酸、钠、蛋白质、
维生素 A、B 族维生素、维生素 C、维生素 E，铁、虾红素等

〇 **适用者：** 一般大众 ✗ **不适用者：** 痛风患者、尿酸过高者

鲑鱼为什么能防癌抗癌？

鲑鱼中所含的 Omega-3 脂肪酸可预防脑部老化，有助于降低罹患冠状动脉疾病的风险并控制血压；同时可帮助清除人体的甘油三酯及多余的胆固醇，强化体内免疫系统，降低细胞突变风险，达到预防癌症的效果。

鲑鱼主要营养成分

鲑鱼是少数红肉鱼类之一，内含虾红素，清除自由基的能力高于 β - 胡萝卜素、叶黄素、维生素 E。研究发现，虾红素能更有效地防护紫外线对眼睛和皮肤的氧化伤害。

鲑鱼食疗效果

鲑鱼油脂富含多元不饱和脂肪酸，如 Omega-3、DHA、EPA 等，可保护脑部健康，延缓脑部退化，预防阿尔茨海默病，还可减少胆固醇的合成。

鲑鱼食用方法

1 鲑鱼中的 Omega-3 脂肪酸含量非常丰富，若以高温烧烤或油炸，容易使 Omega-3 脂肪酸变质，比较好的吃法是清蒸。

2 鲑鱼的吃法很多，可清蒸、煮汤，还可做成生鱼片或寿司，也可制作烟熏鲑鱼，或将鲑鱼制成罐头以便储存。

鲑鱼饮食宜忌

1 烟熏鲑鱼的钠含量较高，高血压患者不宜多吃。

2 鲑鱼很适合做生鱼片，但因鱼肉易附寄生虫，应冷冻杀菌处理后再食用。

3 过敏体质者不宜多吃鲑鱼，过量食用容易引起湿疹。

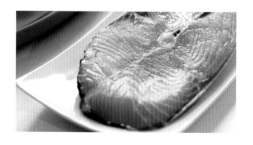

彩椒鲑鱼丁

降低患癌率 + 抗氧化

■ 材料：

鲑鱼 100 克，黄瓜 100 克，黄椒、青椒各 1/4 个，鸡蛋白 50 克，生姜 1 块，大蒜 3 瓣

■ 调味料：

盐、糖各 5 克，淀粉少许，食用油适量

■ 做法：

① 将鲑鱼、黄椒、青椒和黄瓜洗净后切丁；大蒜、生姜洗净后切末。

② 鲑鱼丁加入盐、糖及鸡蛋白腌 10 分钟，再用小火煎至 8 分熟后捞出。

③ 将大蒜末、姜末、黄椒丁、青椒丁、黄瓜丁入锅，以水淀粉勾芡，最后放入鲑鱼丁炒匀即可。

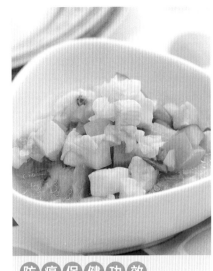

防癌保健功效

鲑鱼的 Omega-3 脂肪酸可抑制癌细胞生长，精氨酸能强化免疫力；鲑鱼含有虾红素，与番茄红素具有同样强的抗氧化性。

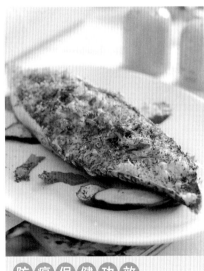

防癌保健功效

据研究，鲑鱼含 Omega-3 脂肪酸，若经常食用，可使皮肤形成保护盾，避免患皮肤癌。

香烤鲑鱼

强化免疫力 + 预防皮肤癌

■ 材料：

鲑鱼 200 克，胡萝卜片 100 克，小黄瓜片 100 克，香菜末 20 克，姜末 10 克

■ 调味料：

橄榄油 1 小匙，黑胡椒粉 1/4 小匙，盐 1/4 小匙，柠檬汁 1 小匙

■ 做法：

① 将鲑鱼收拾干净，与调味料拌匀，腌 20 分钟。

② 将胡萝卜片、小黄瓜片铺在烤盘上，放上鲑鱼，并撒上姜末和香菜末。

③ 以上下火 180℃将步骤 2 材料烤熟即可。

鲷鱼

防癌有效成分
维生素 A
维生素 E、锌

食疗功效
消除疲劳
促进血液循环

● **别名**：嘉蜡鱼、加几鱼

● **性味**：性平，味甘

● **营养成分**：
蛋白质、维生素 A、B 族维生素、维生素 E、钾、钙、磷、铁、锌、牛磺酸等

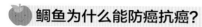

○ **适用者**：一般大众、老年人　✗ **不适用者**：痛风患者

🍎 鲷鱼为什么能防癌抗癌？

鲷鱼中的不饱和脂肪酸，属 Omega-3 脂肪酸，其中包含 EPA 及 DHA。鲷鱼的脂肪酸有助于增强免疫细胞分辨癌细胞的能力，可预防细胞发生病变，进而降低罹患癌症的概率，还可预防脑卒中、心肌梗死等心脑血管疾病。

⚙ 鲷鱼主要营养成分

1 鲷鱼中的牛磺酸是身体制造其他氨基酸的重要物质，缺乏时会造成疲惫感。

2 鲷鱼内含有蛋白质、维生素 A、B 族维生素、维生素 E，钾、钙、磷、铁、锌、牛磺酸等营养成分。

🐟 鲷鱼食疗效果

1 鲷鱼内含有牛磺酸，有助于身体高效利用钠、钾、钙、镁等矿物质；可预防胆结石、强化肝功能、降低胆固醇、使血压正常；另具有强心、提振精力、保护眼睛等功效。

2 鲷鱼含 EPA，能够促进血液循环，维持体内激素及免疫系统的平衡，有效提升脑细胞的功能，如提高控制情绪的血清素及影响睡眠的褪黑素的浓度等。正常的血液循环能使脑细胞获得充分养分，有助于维持脑细胞健康。

3 鲷鱼含 DHA，能让脑部信息交换正常而敏锐，可维持脑细胞活跃，具有提高注意力及预防脑细胞退化的作用。

4 鲷鱼肉质细嫩、易消化，很适合作为老年人的营养补充品。

5 鲷鱼头含有丰富的维生素 B_2，可促进身体能量新陈代谢。

☀ 鲷鱼食用方法

鲷鱼吃法众多，可清蒸、炸、煎、烤、煮汤、做火锅等。

☎ 鲷鱼饮食宜忌

鲷鱼属高嘌呤含量鱼种，有痛风病史的患者应避免或少量摄取。

清蒸鲷鱼

预防细胞病变 + 健脑益智

■ **材料：**

鲷鱼 200 克，葱丝、辣椒丝、姜丝、香菜皆少许

■ **调味料：**

盐、酱油各 1 小匙，食用油适量，香油少许

■ **做法：**

① 将鲷鱼洗净后，抹上少许盐，用大火蒸熟后，盛出铺盘。

② 将葱丝、姜丝放入炒锅，用油爆香，把步骤①的汤汁倒进炒锅，再加入酱油及香油，用小火略煮收汁。

③ 将步骤②材料淋在鲷鱼上，再撒上香菜和辣椒丝即可。

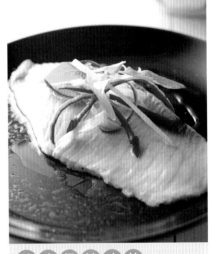

防 癌 保 健 功 效

鲷鱼含丰富的烟酸，有助于维持神经系统和大脑功能正常；维生素 E 则为良好的抗氧化剂，可预防癌症发生。

鱼片糙米粥

抗氧化 + 降低患癌率

■ **材料：**

糙米 500 克，高汤 1200 毫升，鲷鱼片 100 克，香菜 5 克

■ **调味料：**

盐 1 克

■ **做法：**

① 把各材料洗净；摘下香菜叶片；糙米用清水浸泡 1 小时。

② 糙米放入锅中加高汤，用大火煮沸后转小火，熬煮至软烂。

③ 加盐调味，趁热倒入放有鱼片的碗中，将鱼片烫至熟软，放入香菜即可。

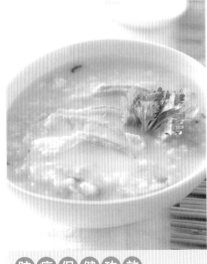

防 癌 保 健 功 效

鲷鱼的色泽是由于存在天然色素——虾红素，一种强效抗氧化成分，具有抑制癌细胞增生的作用。

附录一　认识癌症的成因

遗传、污染、不当的生活或饮食习惯，皆会致癌。

人体所有的器官都由细胞组成，当身体需要时，便分裂产生更多的细胞，这种规律的分裂过程，可以帮助人体保持健康。然而，当身体不需要新的细胞，细胞却持续分裂时，即形成所谓的瘤。在这组织外的瘤，就称为新生物或肿瘤，它可能是良性，也可能是恶性。

过去西医对癌症的研究，大多集中在后天环境对癌症形成的影响，包括饮食、生活习惯、职场与环境污染等。

原癌基因与抑癌基因

目前医学界对癌症生成的遗传基因因素，有了比较深入的研究。发现造成癌症的基因机制可分为两大类：一类是原癌基因的活化，就是细胞内信息传递路径的改变，造成细胞生长调控的功能失调，进而产生肿瘤；另一类则是抑癌基因的突变，抑癌基因原本有保卫人体的功能，一旦发生突变，抑制新生肿瘤的防卫系统被破坏，保卫人体的功能失去应有的作用，就会产生肿瘤。

癌症成因一直是科学家研究的重要课题，除家族性遗传外，环境的污染、不当的生活或饮食习惯都和癌症的发生密切相关。医学研究指出，有60%～70%威胁人类健康和生命的疾病，是由于不健康的饮食和生活方式引起的。了解癌症的可能成因后，我们应该适度调整饮食和生活习惯，远离污染的环境，以避免癌症的威胁。

肿瘤是什么？

健康人体会通过有规律的细胞分裂过程产生新的细胞，当身体不需要新的细胞却持续分裂时，即形成组织外的肿瘤，可能是良性，也可能是恶性。

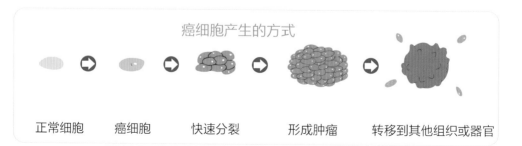

癌细胞产生的方式

正常细胞　　癌细胞　　快速分裂　　形成肿瘤　　转移到其他组织或器官

附录二 小心癌症的九大征兆

专家提醒，癌症并非如我们想象得那样沉默，但我们常常忽略了身体发出的警示。请不时关心自己身体的变化，早期发现、早期预防、早期治疗。

💜 如何早期发现癌症？

如果身体长期出现以下问题，或突然产生异常变化，千万不能忽视，那可能是癌症的预警。

1 久咳沙哑，吞咽困难

若咳嗽持续不断，或出现类似感冒的症状，如流鼻涕、咳痰、鼻涕或痰中有血丝等，可能是肺癌或鼻咽癌的征兆。鼻咽癌有时还会伴随单侧耳鸣或听力变差等症状。

所谓的吞咽困难，是指吞咽时，有异物黏附喉咙的感觉，如果长期有吞咽困难的问题，有可能是食管癌、咽喉癌。

2 血便，腹泻、便秘交替

长期肠胃不舒服，饭后胃胀，或胃有灼热感、食欲降低，且便中有血，腹泻或便秘交替出现，可能是胃癌或食管癌的征兆。

3 尿频、尿不尽

男性会随年龄增长而有尿频、尿急或尿不尽的情况，若症状加重，或小便时有强烈的压迫或疼痛感，可能是前列腺出了问题。

女性若不曾出现过下腹肿胀、闷痛，骨盆或腹部疼痛，容易有饱足感，尿频与尿急等症状，但近日几乎天天出现上述症状之一，且长达 2~3 周，可能是卵巢癌的征兆。

4 皮肤、痣或疣发生变化

当皮肤发生异常的变化时有可能是皮肤癌的预警。例如伤口不易愈合、有不明原因发痒、毛发异常增加、色疤久不消退、身上的痣或疣出现明显变化等，以上情况都不容忽视。另外，皮肤癌的前期，还会出现皮肤变得粗糙、产生鳞片状碎屑脱落的现象，此时应立即就医。

5 食欲不振，体重下降

体重减轻是指在没有增加运动量及减少饮食的情况下体重下降。体重急剧下降、食欲不振、腹泻及便秘交替，是肺癌、胃癌、肾癌及大肠癌最常见的症状。

6 不明原因的疼痛

身体若出现不明原因疼痛，且疼痛持续一周以上，就应尽快就医。恶性肿瘤初期发病时，都会使人疼痛万分，如膀胱癌会使人排尿时疼痛。

当癌细胞在人体蔓延时，有时也会使手臂、肩膀、上臂或侧胸有疼痛感。当骨头酸痛时，则可能是癌症转移的征兆。

7 不明原因的发热

癌症发热属波动型，体温超过正常温度后会立即退热；流感引起的高热则无法如此快速恢复。研究显示，当癌症扩散到身体其他器官时，大多会引起高热，这是癌症明显的征兆。

8 不明原因的肿块

女性若发现乳房持续有肿块，且一直没有消除，可能是乳腺癌的征兆。嘴唇或口腔内部有肿块者，若为槟榔一族，应警惕口腔癌。

9 不明原因的出血

女性阴道分泌物增多或有血丝、原因不明的出血（非月经周期），或性行为后有出血现象，可能是子宫颈癌，子宫颈癌零期的治愈率相当高，不要错失就医时机。

癌症的科学筛检

除了多观察自己身体的变化，适当的科学检查也能帮助大家推估癌症是否存在，包括血液、组织切片、内视镜、超声波等检查。中年以后的人群，可定期到各医疗院所进行癌症筛检，只需通过一次筛检，就能完成多种癌症的检查。

癌症的征兆

- 皮肤癌：皮肤异常发红、发痒，伤口不愈，痣或疣发生变化
- 久咳不愈，声音沙哑 →肺癌、鼻咽癌、咽喉癌
- 持续胸痛，咳嗽→肺癌
- 胃胀，便血，腹泻、便秘交替 →胃癌、大肠癌或食管癌
- 子宫颈癌：阴道异常分泌物，不正常出血
- 鼻咽癌：耳鸣，重听，流鼻血
- 口腔癌：口腔内伤口久难愈合，舌头发麻，口干，刺痛
- 乳腺癌：乳房疼痛，有异常分泌物，有硬块，乳头凹陷或有分泌物
- 排便习惯改变，尿频，尿不尽，尿血 →前列腺癌、卵巢癌、膀胱癌

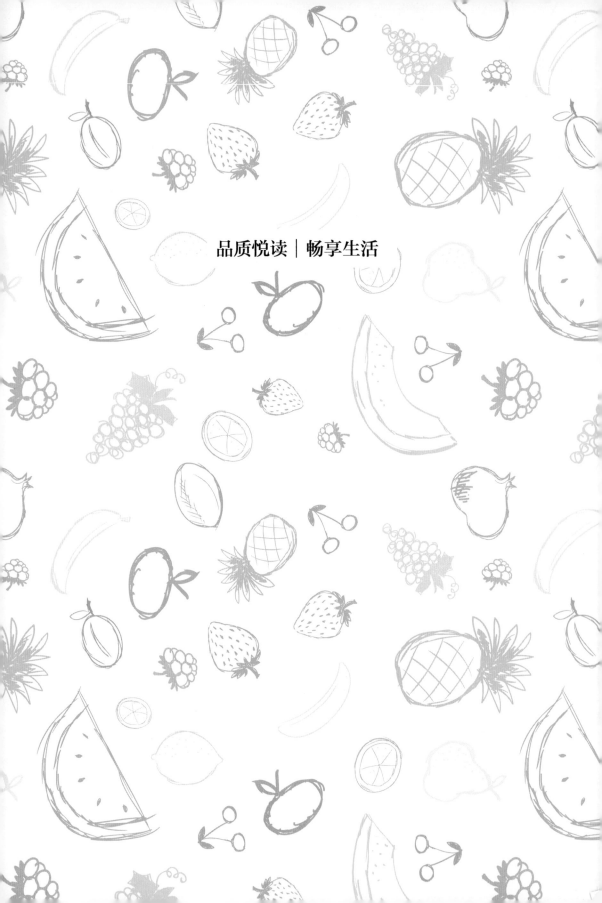

品质悦读 | 畅享生活